•부모님을 위한 취미 교실• 시니어 컬러링북

색연필로 그리는 과일

윤경미 지음

GBB

추천의 말

활기차게 살고 싶다면 컬러링 취미 생활로!

사회적으로 왕성한 활동을 하던 인생의 중반기를 지나 후반기에 접어들면 자연스럽게 신체 기능이 저하되고 심리적으로 우울감과 무기력감을 느끼게 됩니다. 이런 변화를 부정적인 신호로만 볼 것이 아니라, 건강한 나의 습관을 만드는 계기로 삼는 것이 중요합니다.

요즘은 '노인, 고령자, 시니어'라는 말을 듣는 걸 불편해 합니다. 젊게 보이고 젊게 살고 싶은 것은 모두의 바람이겠지요. 하지만 한 그루 나무의 삶이 그렇듯, 우리도 언젠가 인생의 후반기를 거닐게 됩니다. 그런 시기가 내게 온다고 인정해야 활기찬 인생의 후반기를 만들 수 있습니다.

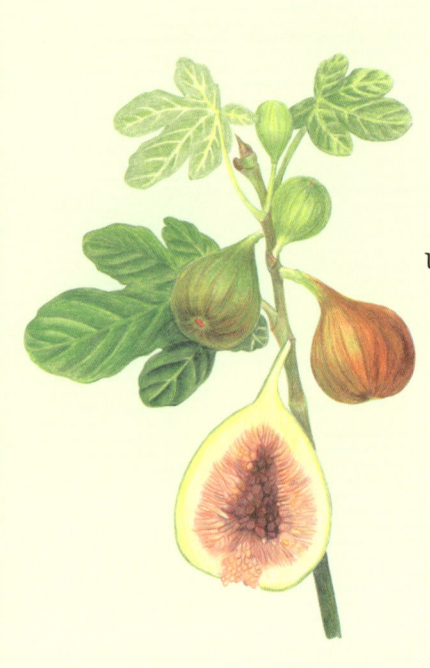

나이 들수록 취미 생활은 꼭 필요합니다. 뇌와 근육의 건강, 정서적 안정감을 함께 얻을 수 있기 때문입니다. 특히 컬러링 취미는 굳은 손을 풀기에도 좋고, 집중력과 성취감, 관찰력뿐만 아니라 마음이 편안해지는 치유 효과도 얻을 수 있습니다.

《색연필로 그리는 과일》 컬러링북과 함께 일상에서 몸과 마음을 건강하고 행복하게 만들기 바랍니다.

서울대학교 의과대학 명예교수, 전 국민건강보험공단 이사장 김용익

작가의 말

시각과 미각, 뇌 기능을 활성화시키는 과일 컬러링북

 땅에 뿌려진 씨에서 싹이 나고 우람한 나무로 자라 꽃을 피우고 열매를 맺는 식물을 보며, 우리의 인생과 참 많이 닮았다는 생각을 하곤 했습니다.

 지금은 이름조차 생소한 열대과일을 사계절 내내 사먹을 수 있지만, 예전에는 그 계절에만 맛볼 수 있던 탓에 과일에 얽힌 추억들이 많이 있습니다. 여름의 더위를 식혀준 시원한 수박, 봄을 알려주던 새콤달콤한 딸기, 늦여름에 만나던 연둣빛 풋사과를 떠올리면 입안에 침이 가득 고이고 달콤한 맛의 기억들이 떠오르곤 합니다.

 《색연필로 그리는 과일》은 오랫동안 우리의 입맛을 돋우었던 과일들을 수록했고, 아름다운 과일의 꽃도 표현했습니다. 처음 컬러링을 하는 분들이 쉽게 색칠할 수 있도록 밑그림을 컬러로 그렸습니다. 또한 멜론이나 오렌지처럼 껍질에 무늬가 있어 표현하기 어려운 과일도 쉽게 색칠할 수 있도록 기법을 상세하게 설명했습니다.

 침에는 노화를 방지하는 '파로틴'이라는 호르몬이 들어 있는데, 나이가 들수록 침샘의 기능이 저하되어 침이 마르고 입안이 텁텁해진다고 합니다.

 여러분 모두 책 속의 과일들을 색칠하면서 입안에 침이 고이고 잃어버린 입맛을 되찾을 수 있으면 좋겠습니다. 그리고 과일에 얽힌 추억을 떠올리며 이 책을 통해 행복한 시간을 가지길 바랍니다.

윤경미

차례

추천의 말 **2**

작가의 말 **3**

뇌와 시각, 미각을 건강하게 만드는 과일 색칠 기초 수업 **8**

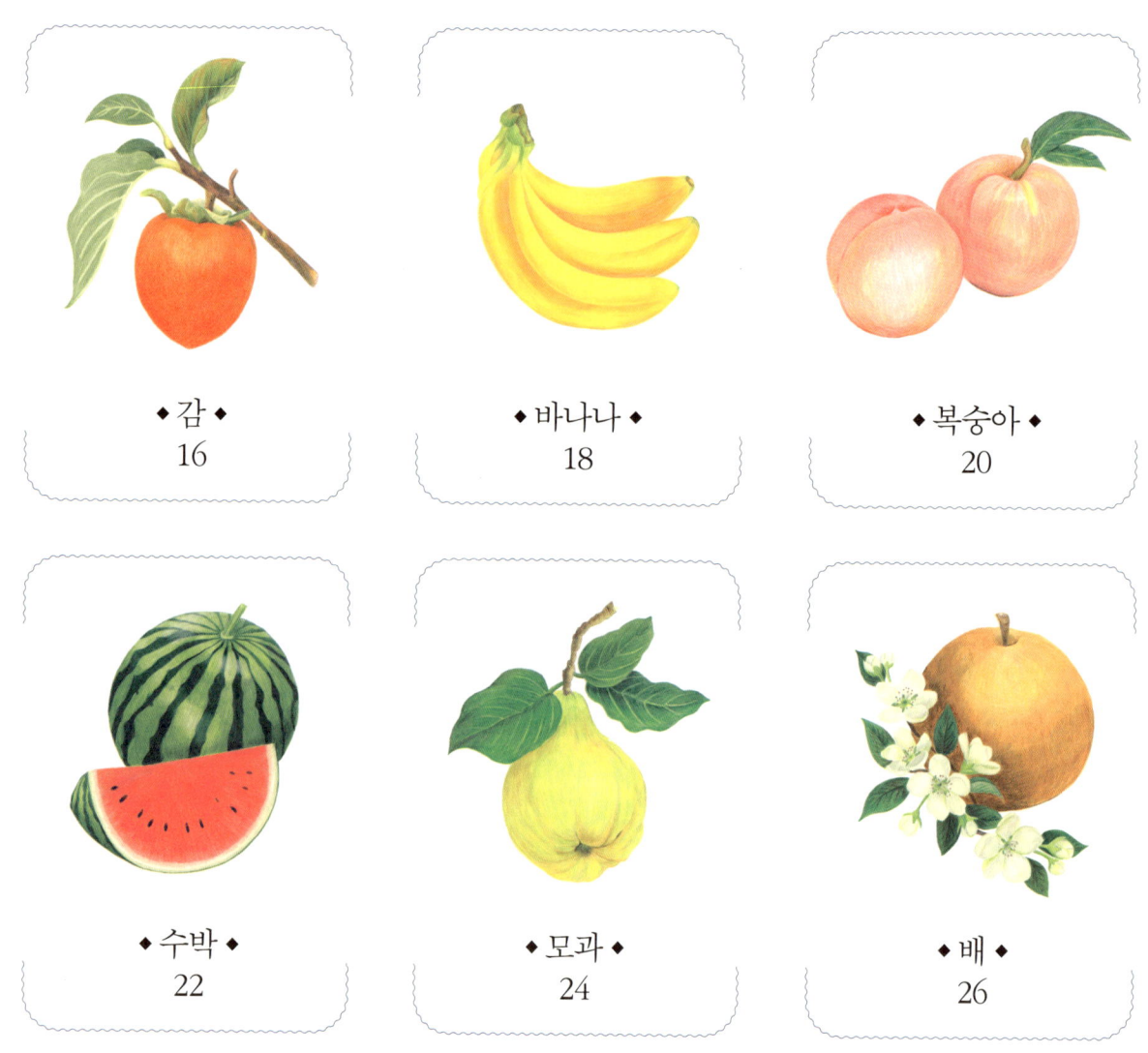

◆ 감 ◆
16

◆ 바나나 ◆
18

◆ 복숭아 ◆
20

◆ 수박 ◆
22

◆ 모과 ◆
24

◆ 배 ◆
26

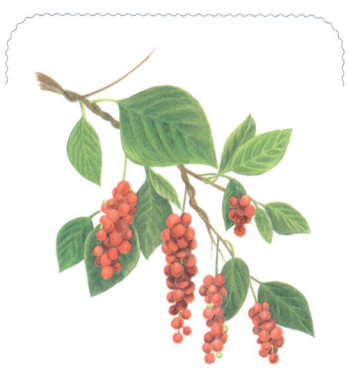
◆ 오미자 ◆
28

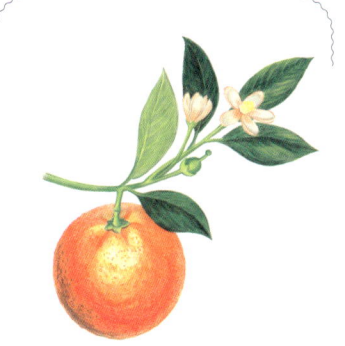
◆ 오렌지 ◆
30

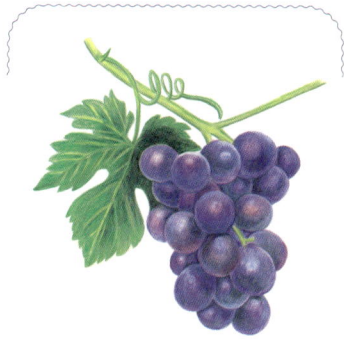
◆ 포도 ◆
32

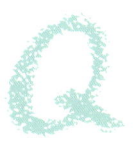
기억력과
집중력을 키우는
과일 퀴즈
34

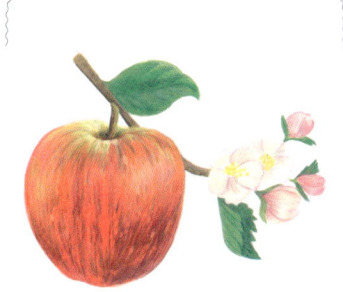
◆ 사과 ◆
40

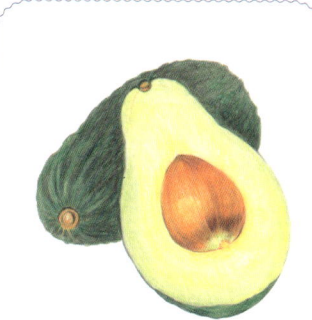
◆ 아보카도 ◆
42

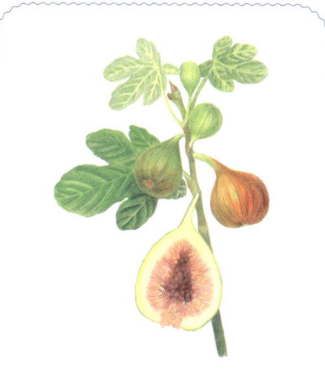
◆ 무화과 ◆
44

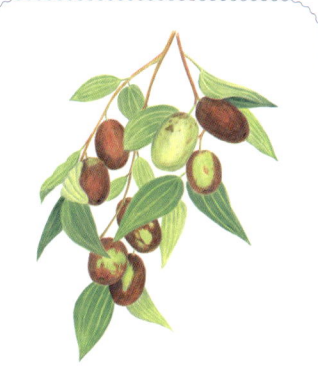
◆ 대추 ◆
46

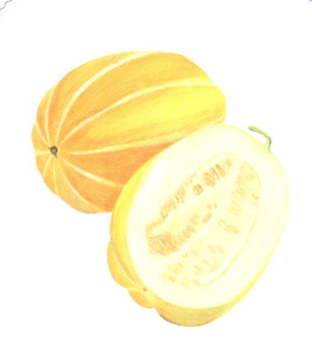
◆ 참외 ◆
48

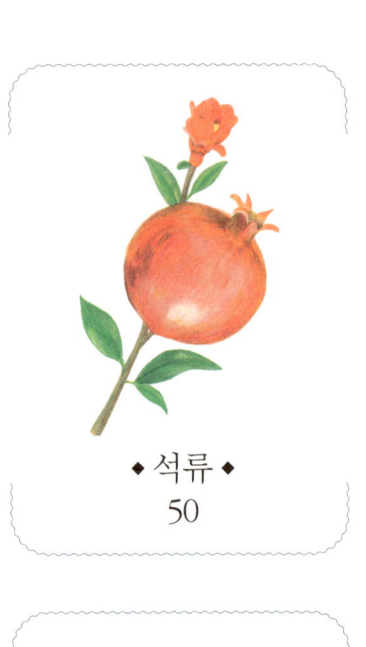
◆ 석류 ◆
50

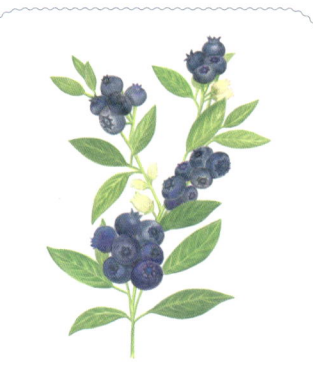
◆ 블루베리 ◆
52

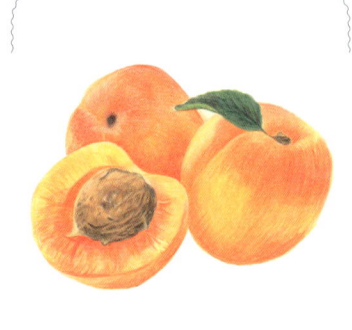
◆ 살구 ◆
54

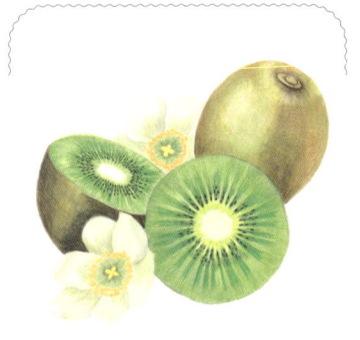
◆ 키위 ◆
56

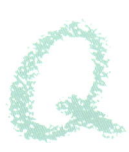
기억력과
집중력을 키우는
과일 퀴즈
58

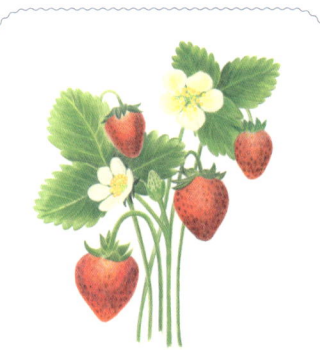
◆ 딸기 ◆
64

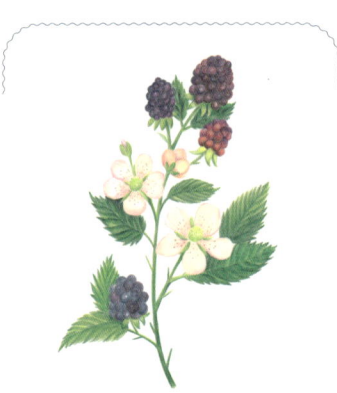
◆ 복분자 ◆
66

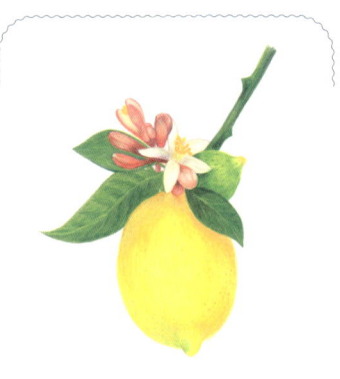
◆ 레몬 ◆
68

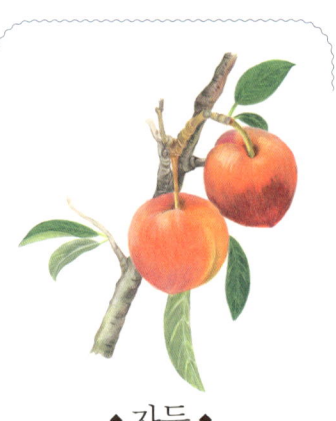
◆ 자두 ◆
70

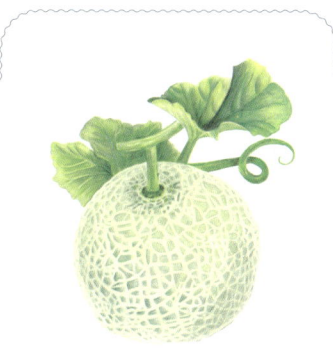

◆ 멜론 ◆
72

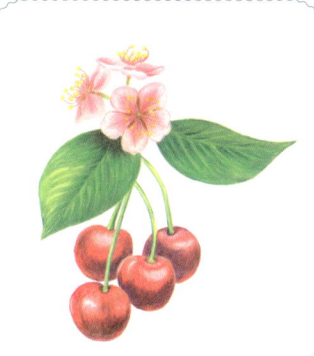

◆ 체리 ◆
74

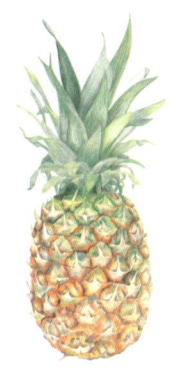

◆ 파인애플 ◆
76

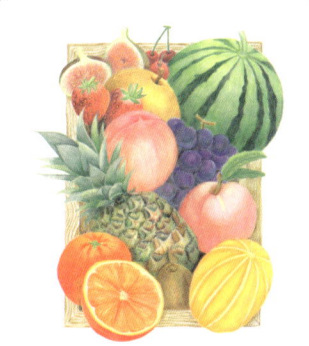

◆ 과일바구니 ◆
78

기억력과
집중력을 키우는
과일 퀴즈
80

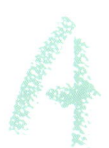

정답
86

뇌와 시각, 미각을 건강하게 만드는 **과일 색칠 기초 수업**

🟢 1단계 색상표 만들기 🫒🫒

24색 색연필을 먼저 준비한다. 가지고 있는 색연필의 색이 어떤 색감을 내는지 알기 위해 색상표를 만들어본다.

흰색	노란색	진노란색
주황색	진주황색	빨간색
진빨간색	살구색	분홍색
보라색	진보라색	하늘색
파란색	연청색	진청색
연두색	초록색	진초록색
황토색	황갈색	갈색
밤색	회색	검정색

2단계 농담(그러데이션) 연습하기

과일의 색을 잘 표현하기 위해 한 가지 색으로 흐린 색부터 진한 색까지 색 단계를 만들어본다.

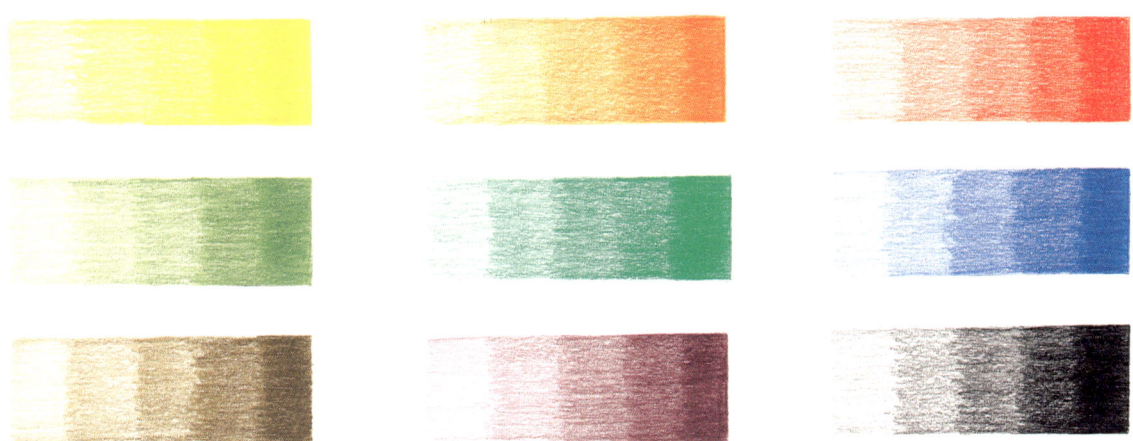

농담을 표현하려면 연한 부분, 중간 부분, 진한 부분을 구분하여 칠해야 한다. 색을 칠할 때는 연하게 여러 번 칠한다. 연한 부분과 진한 부분의 색상이 자연스럽게 연결되도록 칠한다.

도움말 누르는 힘과 덧칠하는 횟수에 따라 색이 옅어지거나 짙어진다.
한 번에 진하게 칠하지 말고 연하게 여러 번 그어준다.

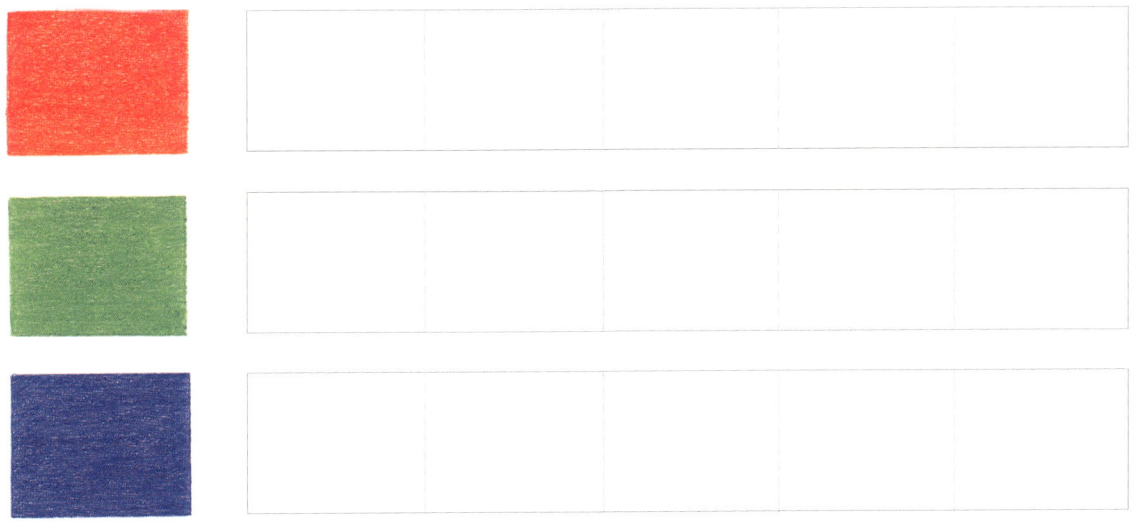

🟢 3단계 혼색으로 다양한 색 만들기 🟢🟢

24색에는 파란색 계열, 갈색 계열, 초록색 계열, 빨간색 계열, 노란색 계열의 색들이 들어 있다. 이중에서 색감이 비슷한 계열의 두 가지 색이나 보색 또는 서로 다른 색으로 농담을 표현하면 다채로운 색들을 만들 수 있다.

1. 두 가지 색으로 다양한 계열 색 만들기

2. 비슷한 계열 색으로 다양한 색 만들기

3. 보색으로 다양한 색 만들기

서로 다른 계열의 색을 섞어 새로운 색을 만드는 방법이다.

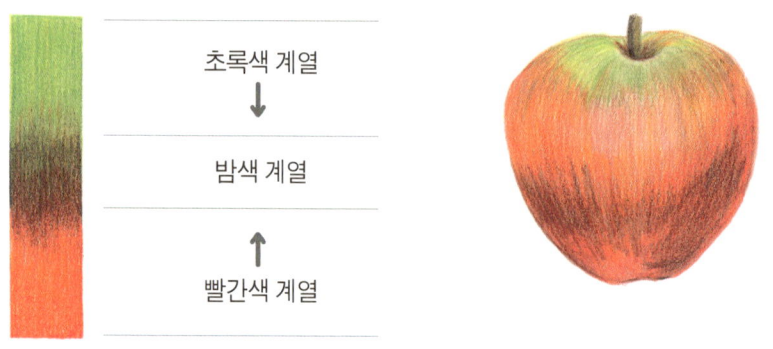

4단계 입체감 표현하기

다음은 구 형태의 과일을 입체감 있게 표현하는 방법이다.

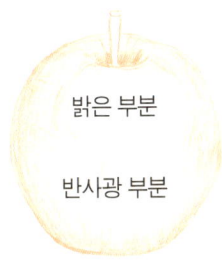

밝은 부분
반사광 부분

❶ 빛이 윗부분에 있다고 가정하고 배의 가장자리부터 색칠한다. 밝은 부분과 반사광 부분은 색칠하지 않고 남겨둔다.

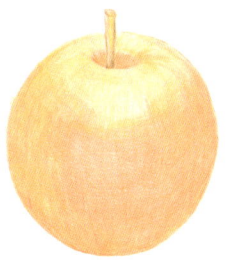

❷ 배의 밝은 부분에서 어두운 부분으로 옮겨가며 색칠한다. 밝은 색 부분과 어두운 부분이 자연스럽게 연결되도록 중간색으로 색칠한다.

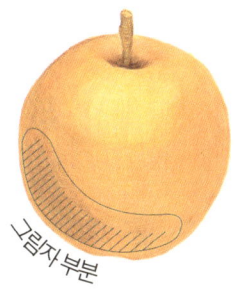

그림자 부분

❸ 가장자리에서 가운데로 갈수록 손의 힘을 빼고 부드럽게 농담을 표현하며 색칠한다. 그림자 부분은 배에서 가장 어두운 부분이므로 진하게 표현한다.

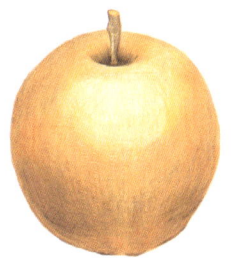

❹ ❶번에서 남겨둔 밝은 부분을 주변색과 잘 어울리게 색칠한다. 반사광 부분은 그림자 부분과 잘 연결되게 색칠한다.

도움말 반사광 부분을 잘 표현하면 과일의 입체감이 살아난다.
색연필은 지우개로 깨끗하게 지워지지 않기 때문에 밝은 부분을 남겨 놓은 후 칠해야 한다.

🟢 5단계 과일 껍질 표현하기 🟢

참외처럼 껍질에 흰 부분이 있는 과일을 표현하는 방법이다.

1. 참외

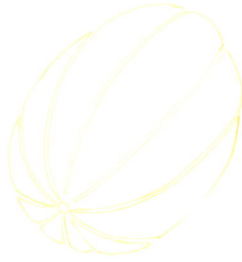
❶ 골이 움푹 패인 참외의 흰 부분을 흰색 색연필로 강하게 누르며 그린다.

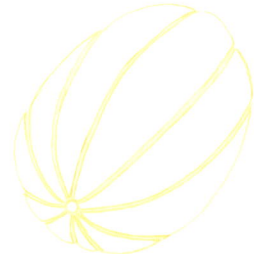
❷ 흰색으로 흰 부분을 강하고 진하게 그린다.

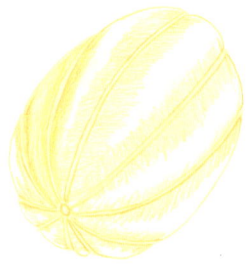
❸ 노란색으로 연하게 참외를 전체 칠해 흰 부분이 드러나게 한다.

❹ 노란색으로 어두운 부분, 밝은 부분을 색칠하며 입체감을 준다.

2. 오렌지

❶ 흰색으로 오렌지 껍질 부분을 칠한다. 가운데에 있는 오렌지 조각을 따라 선을 긋는다.

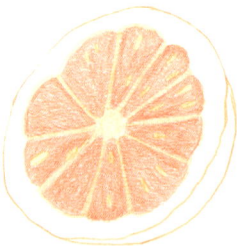
❷ 주황색으로 과육 부분을 연하게 색칠하여 경계선과 껍질의 흰 부분이 나타나게 한다.

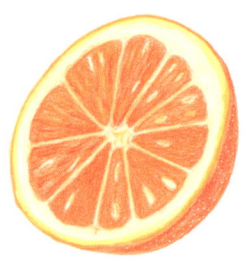
❸ 과육 부분을 주황색으로 칠한다.

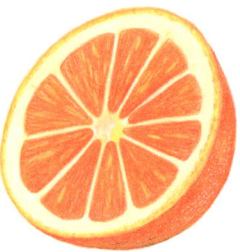
❹ 색을 덧칠하며 오렌지의 입체감을 표현한다.

 오렌지처럼 껍질에 질감이 있는 경우 도트펜으로 점을 찍고 그 위에 채색을 하면 질감을 살릴 수 있다.

🫒 6단계 섬세한 겉무늬 표현하기 🫒🫒

멜론은 껍질에 그물 모양의 무늬가 있어서 표현이 어렵다고 생각하지만, 채색 순서와 방법을 이해하면 쉽게 그릴 수 있다.

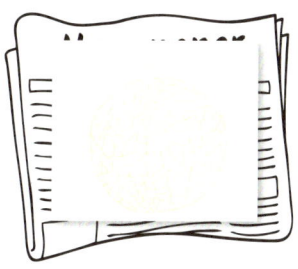

❶ 흰색 색연필로 껍질 무늬를 따라 힘을 주면서 선을 긋는다.
이때 신문지나 여러 겹의 종이를 깔면 쿠션감이 생겨 무늬가 잘 그려진다.

❷ 멜론 표면을 연두색으로 흐리게 채색한다.
색을 흐리게 겹쳐 칠하면 멜론의 껍질 무늬가 나타난다.

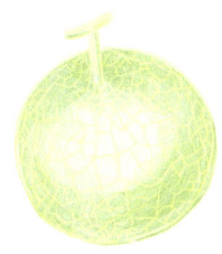

❸ 껍질 무늬가 보이면 ❷번에 사용한 연두색보다 좀더 진한 초록색으로 멜론의 입체감을 표현한다.
입체감 표현은 배(11쪽)를 참고한다.

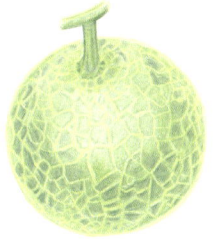

❹ 색감을 조금씩 올려가며 세부적으로 표현해 멜론을 완성한다.

도움말 색연필로 눌러 선을 그으면 복잡한 무늬를 쉽게 그릴 수 있다.

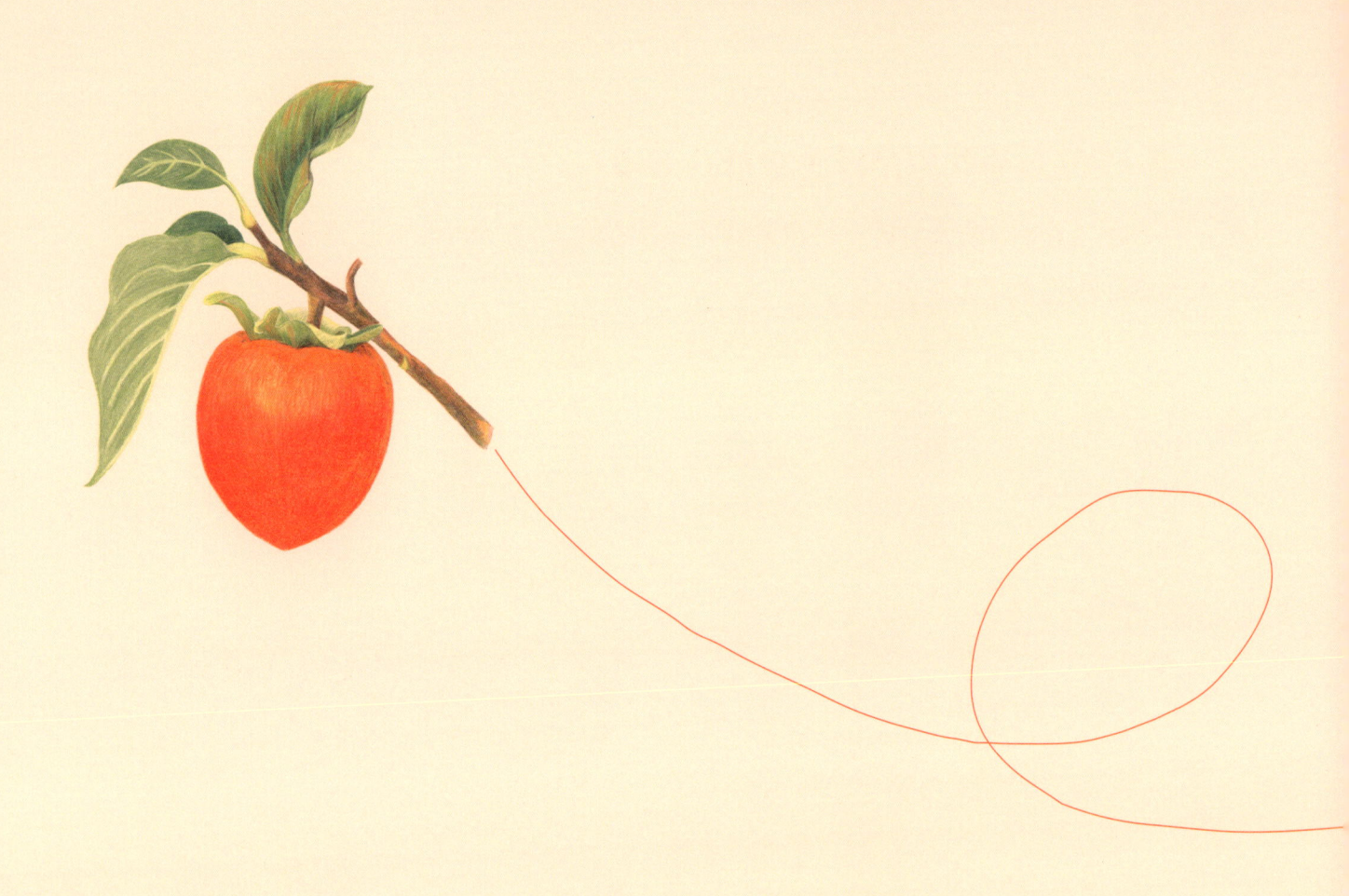

어적게도 홍시 하나.
오늘에도 홍시 하나.

까마귀야. 까마귀야.
우리 남게 웨 앉었나.

우리 옵바 오시걸랑.
맛뵐라구 남겨 뒀다.

후락 딱 딱
훠이 훠이!

정지용 〈홍시〉

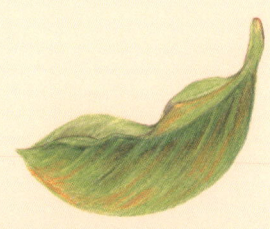

감

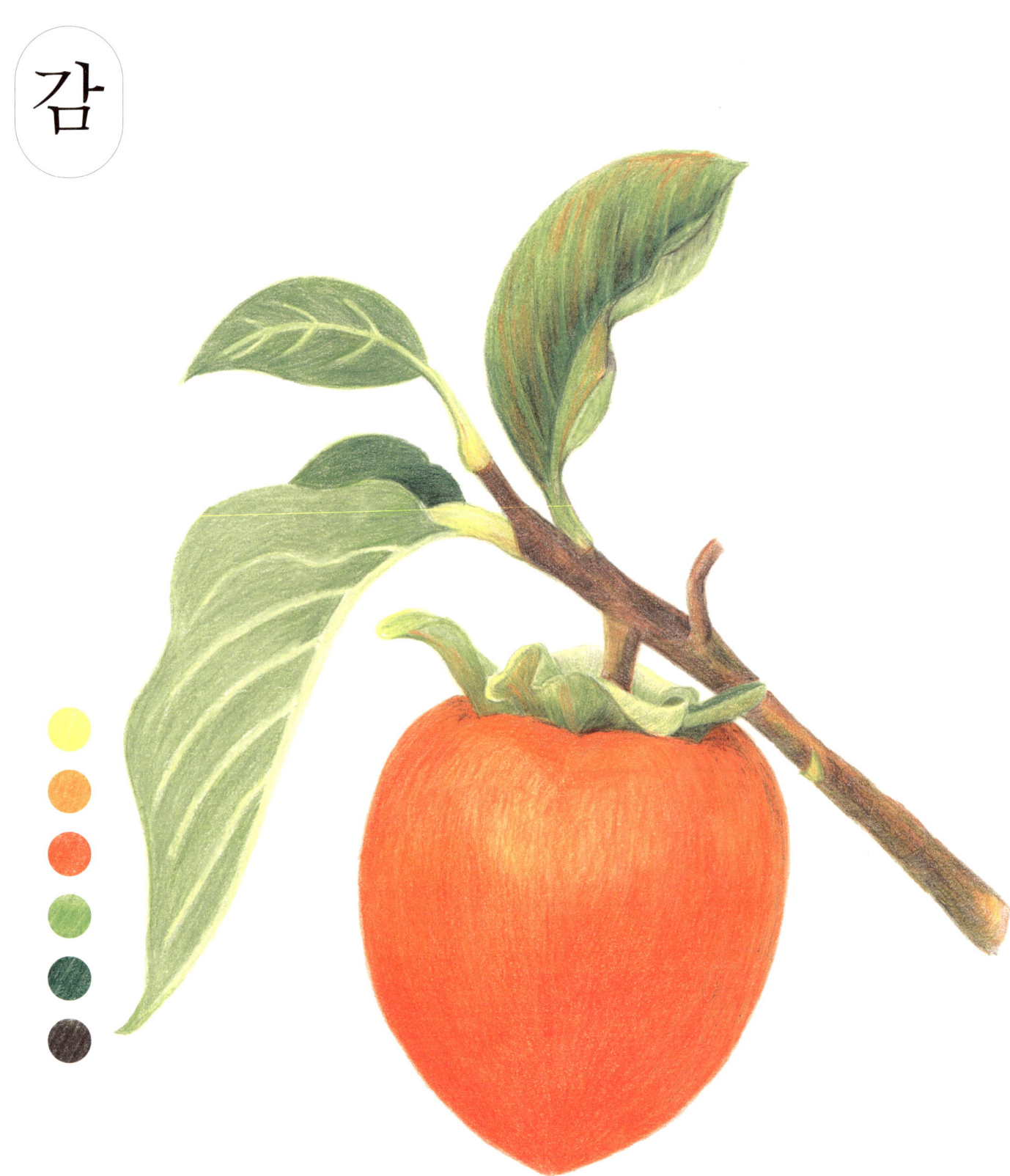

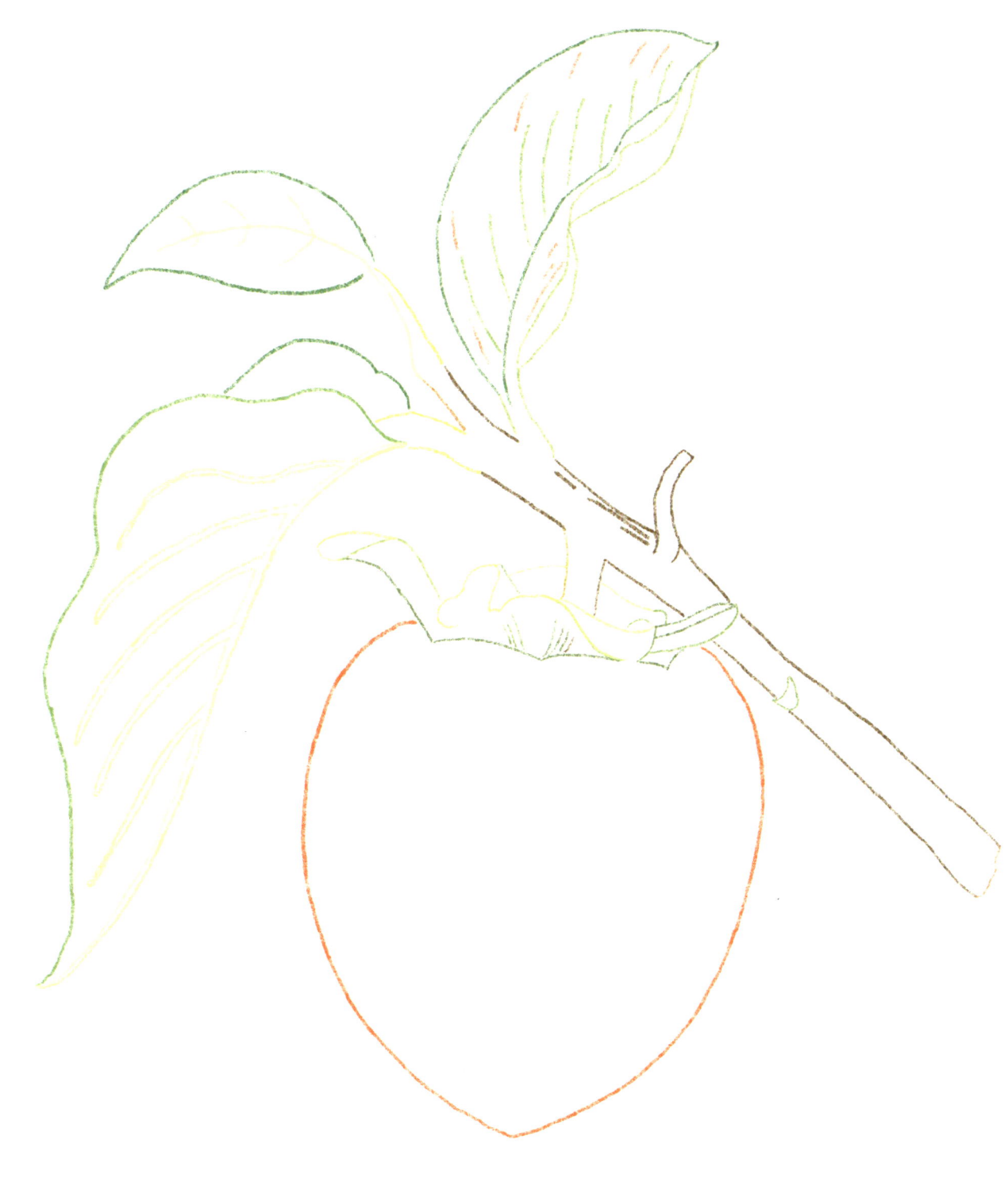

바나나

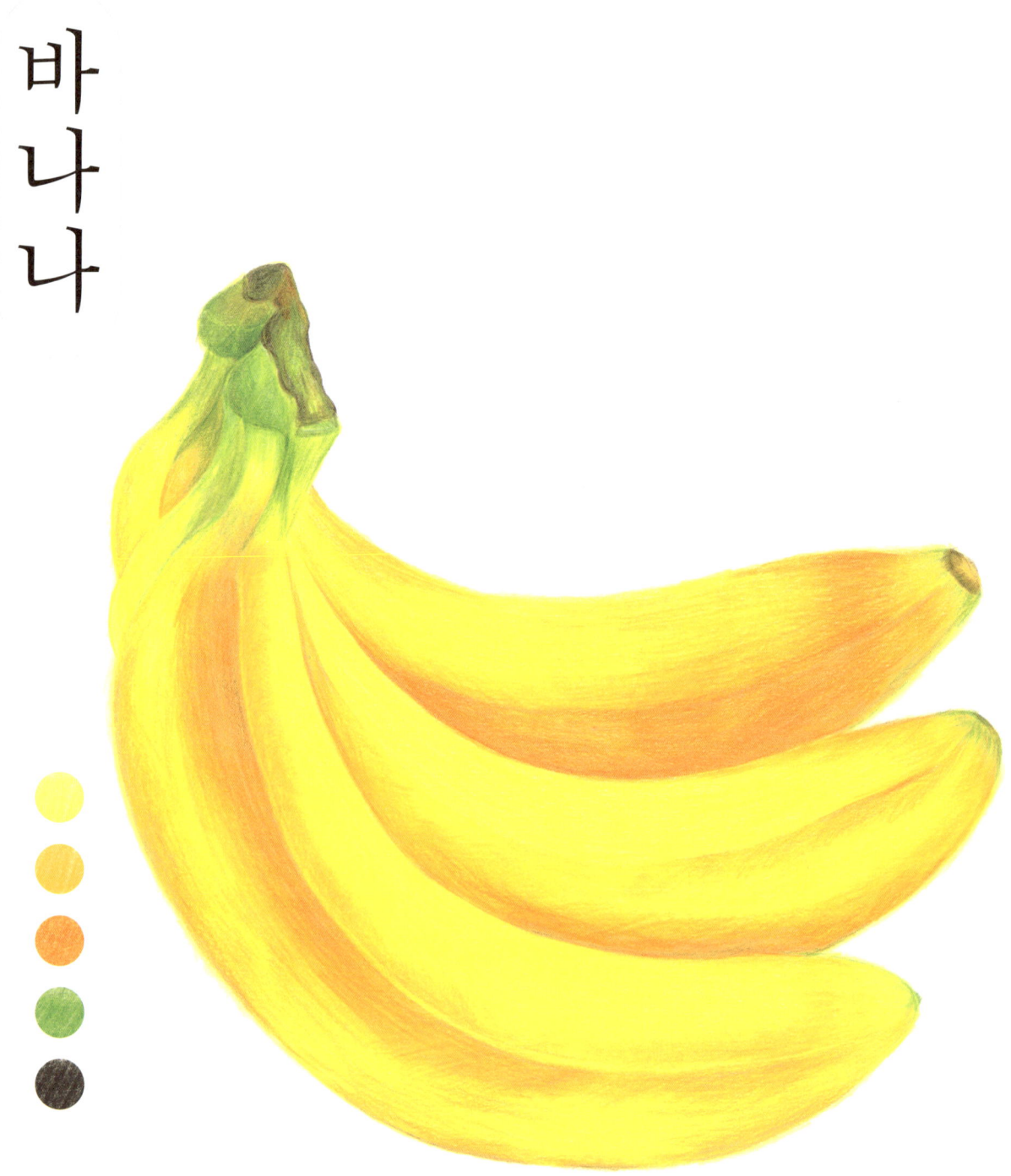

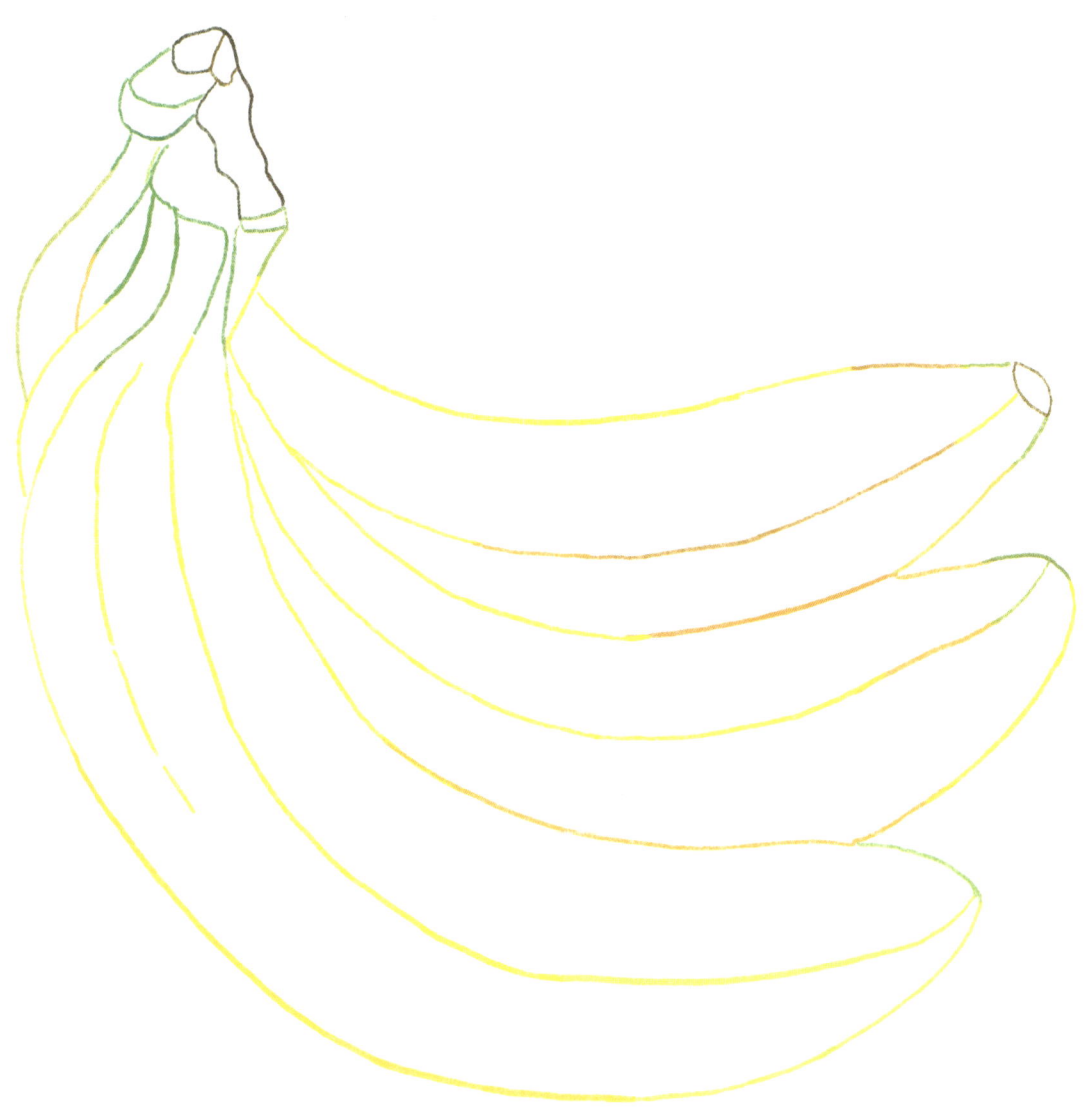

복숭아

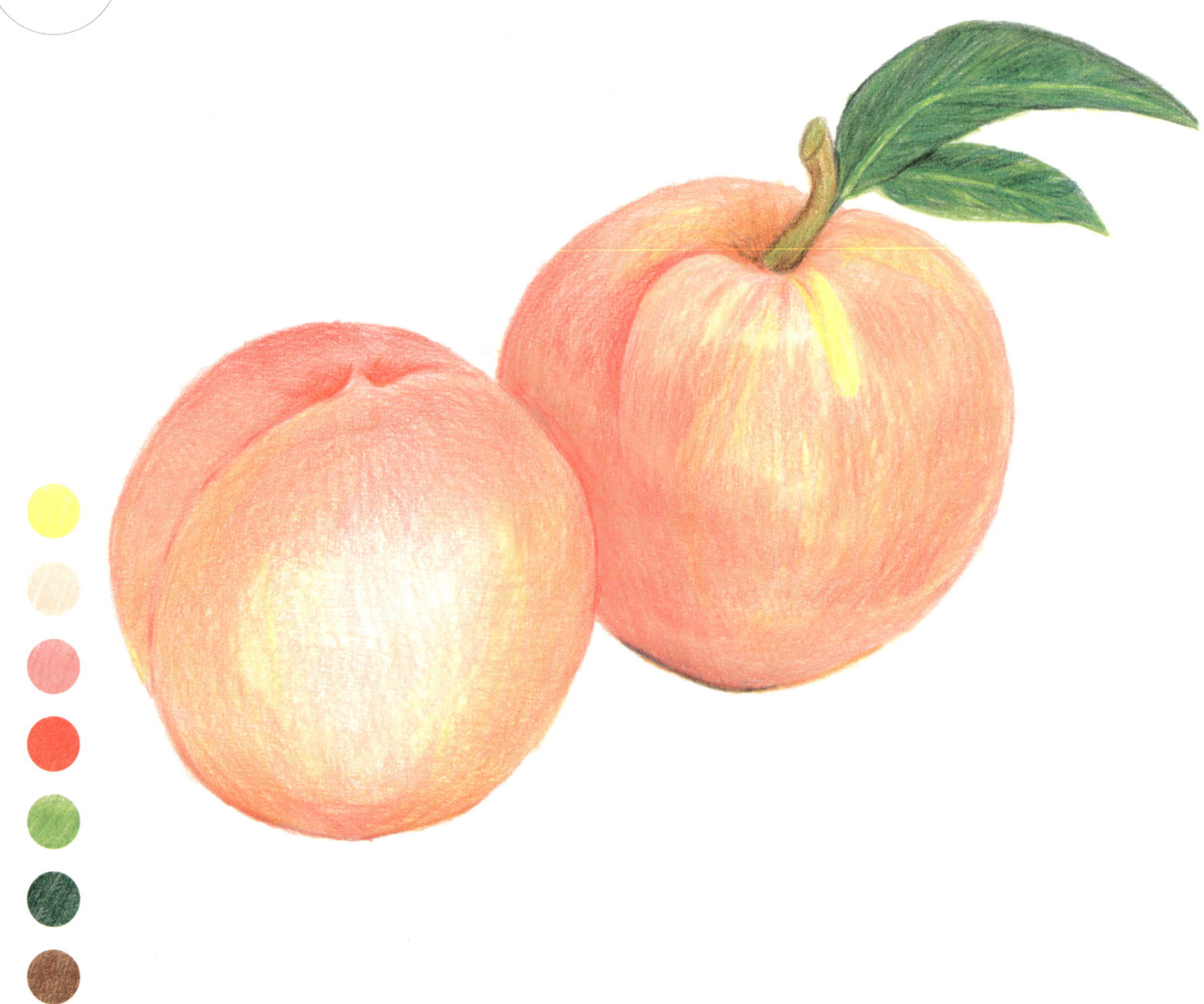

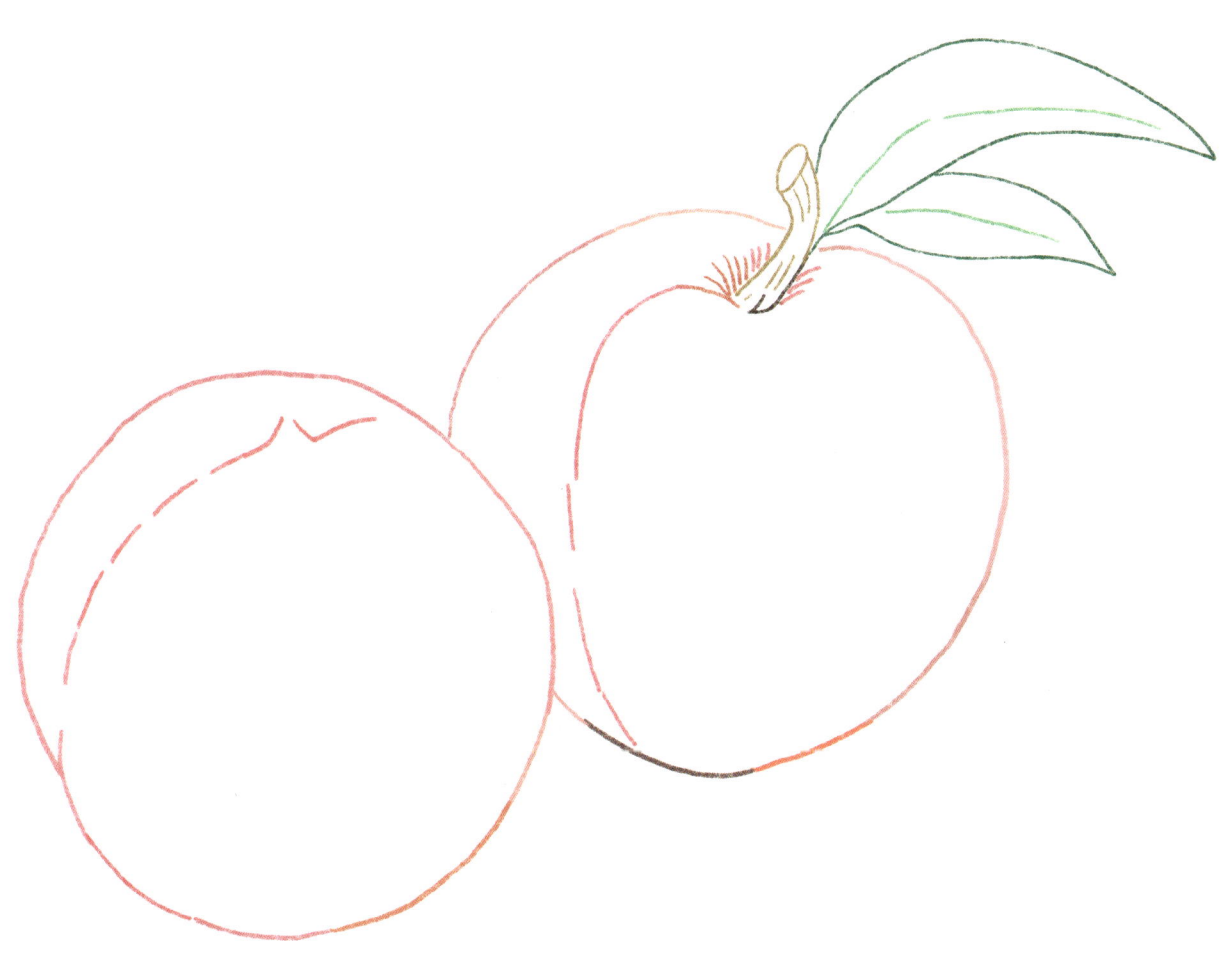

수박

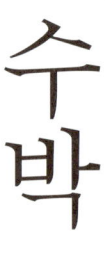

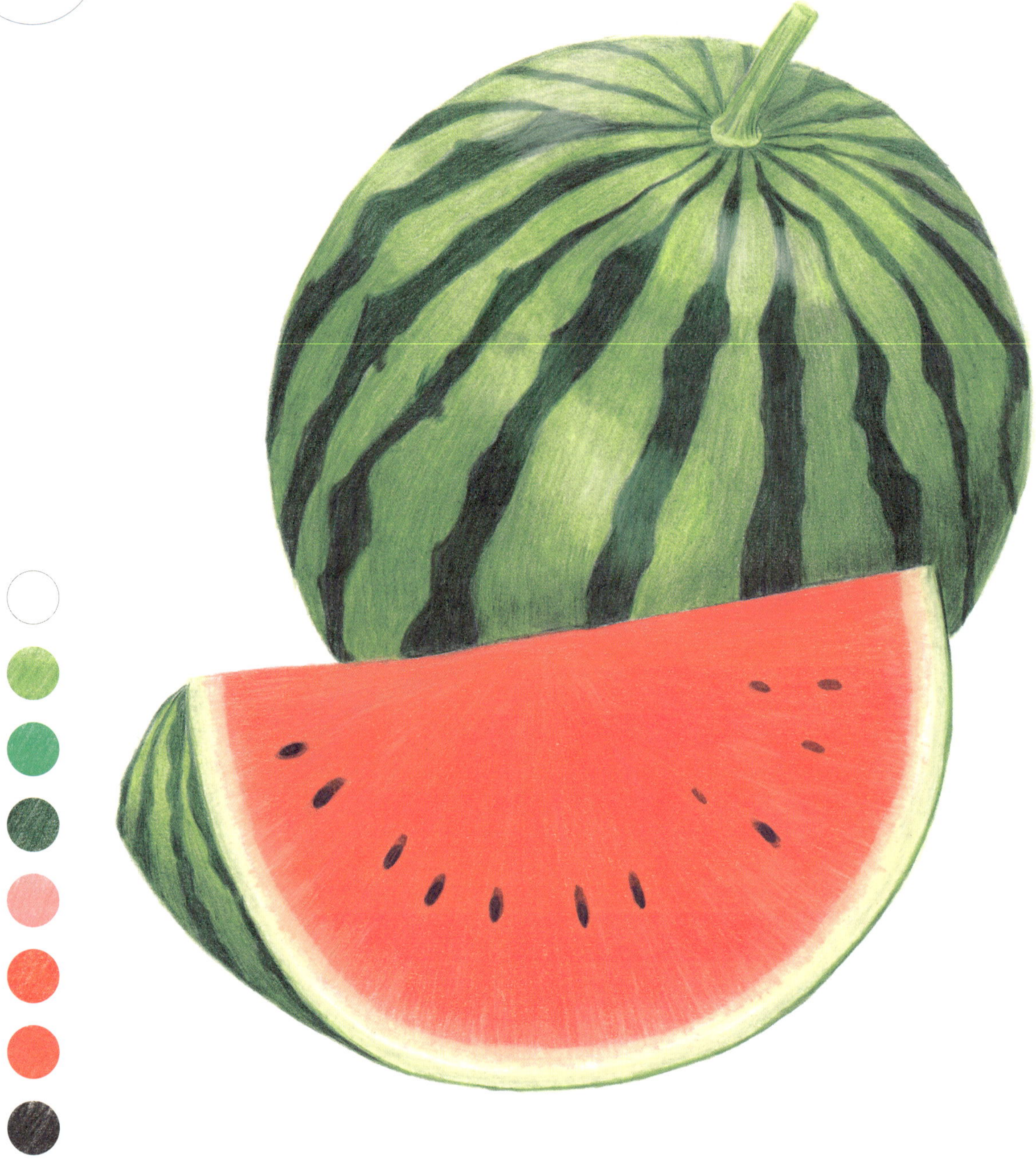

22

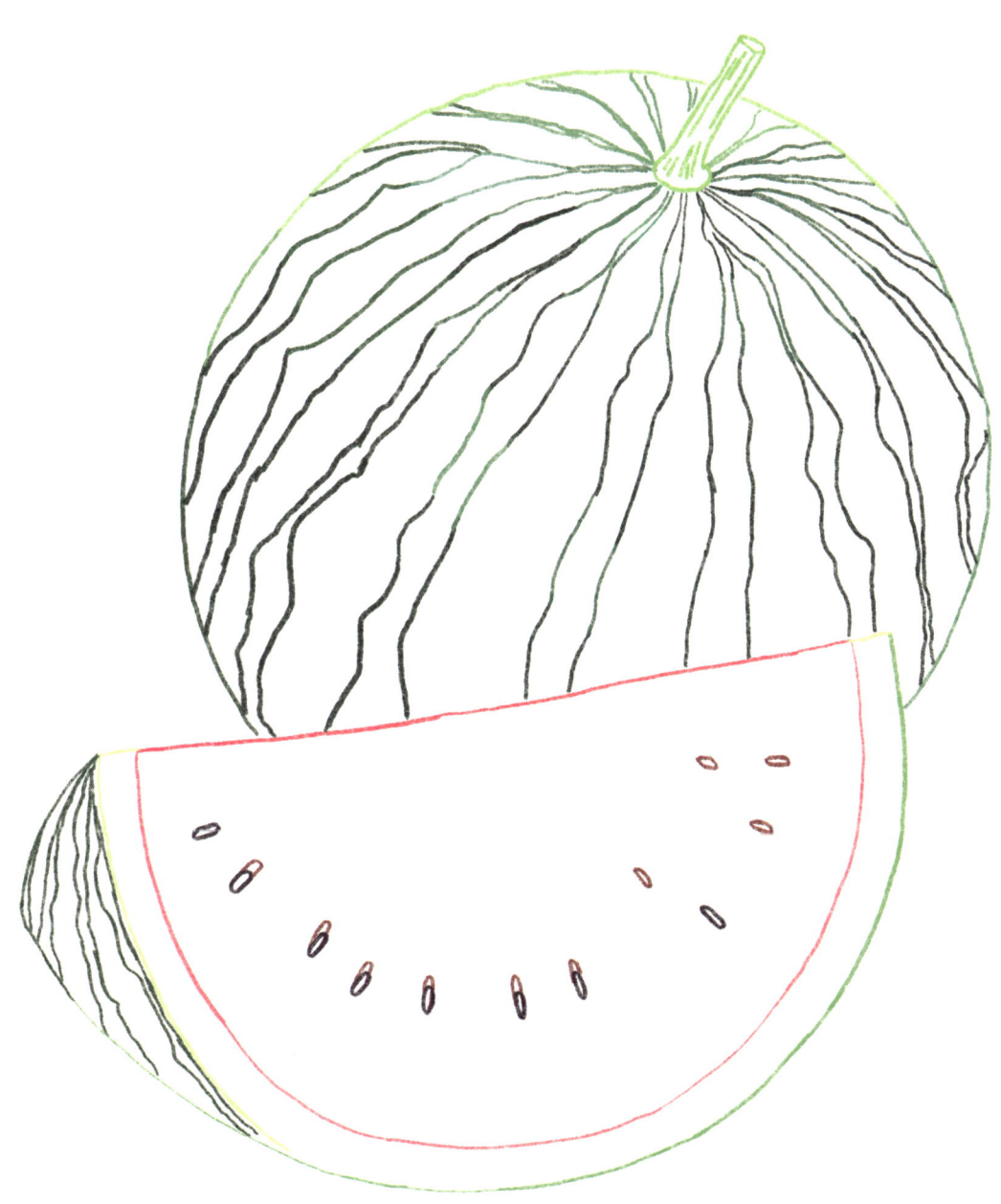

모과

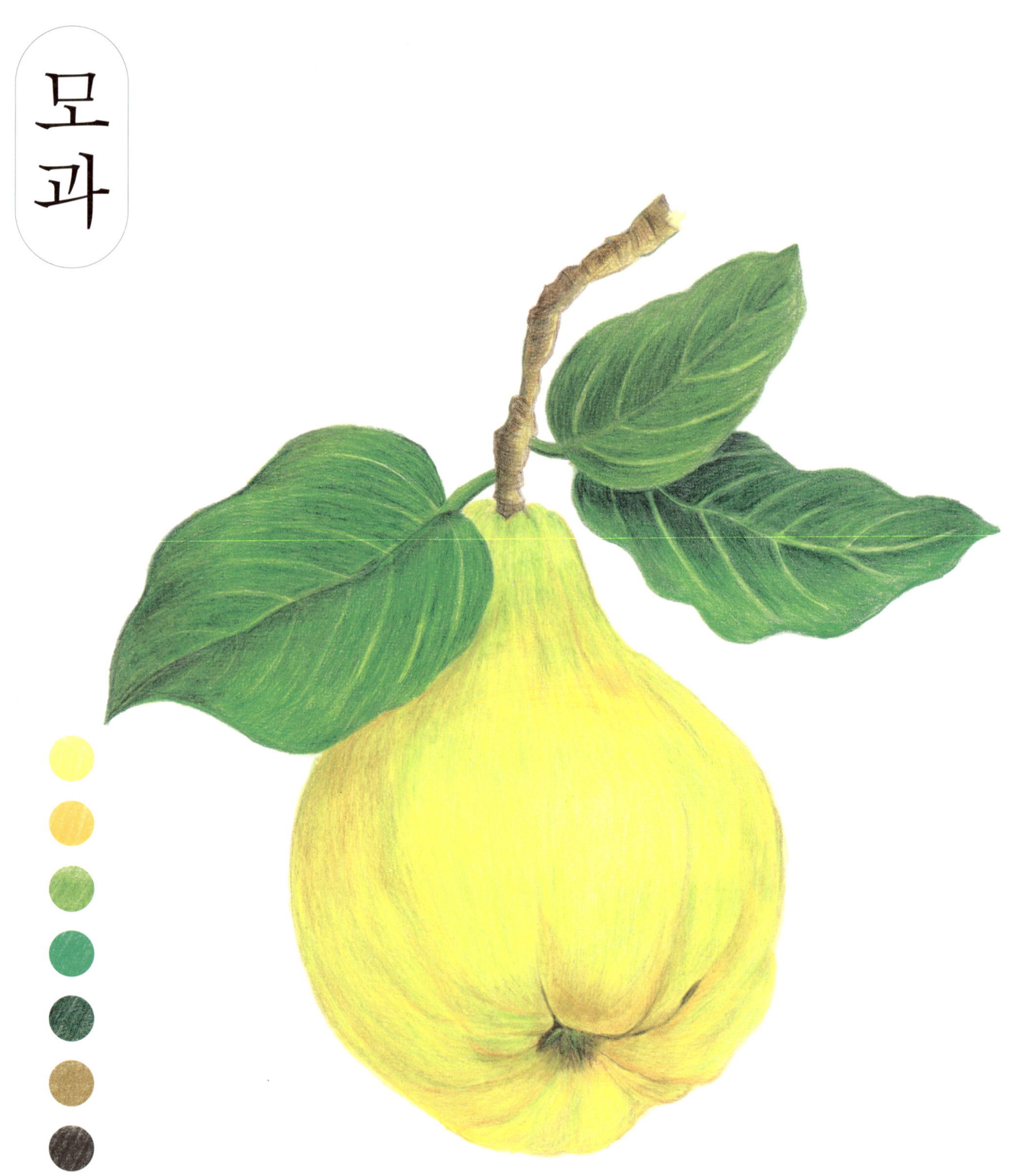

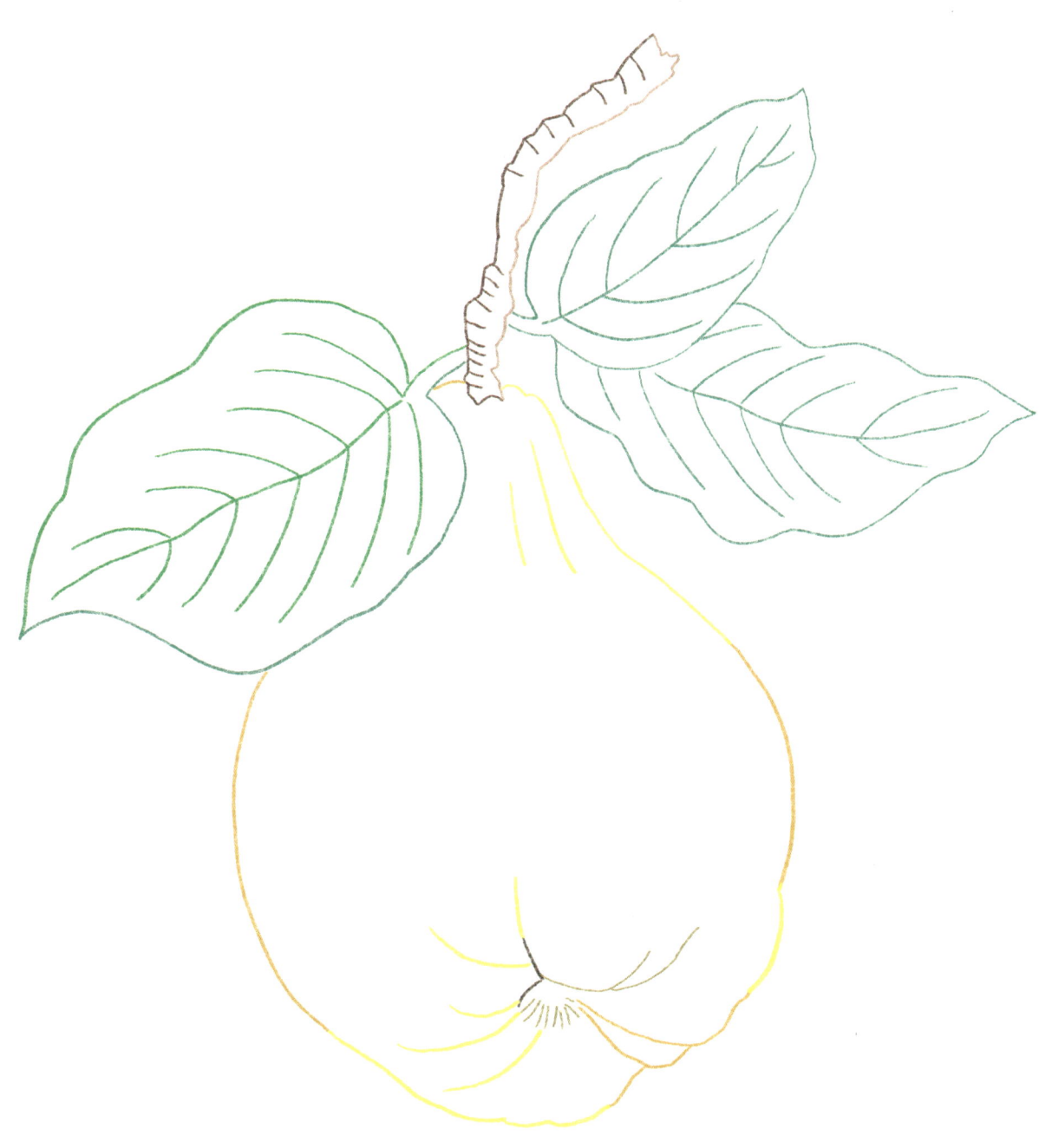

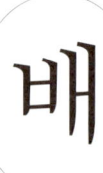

배

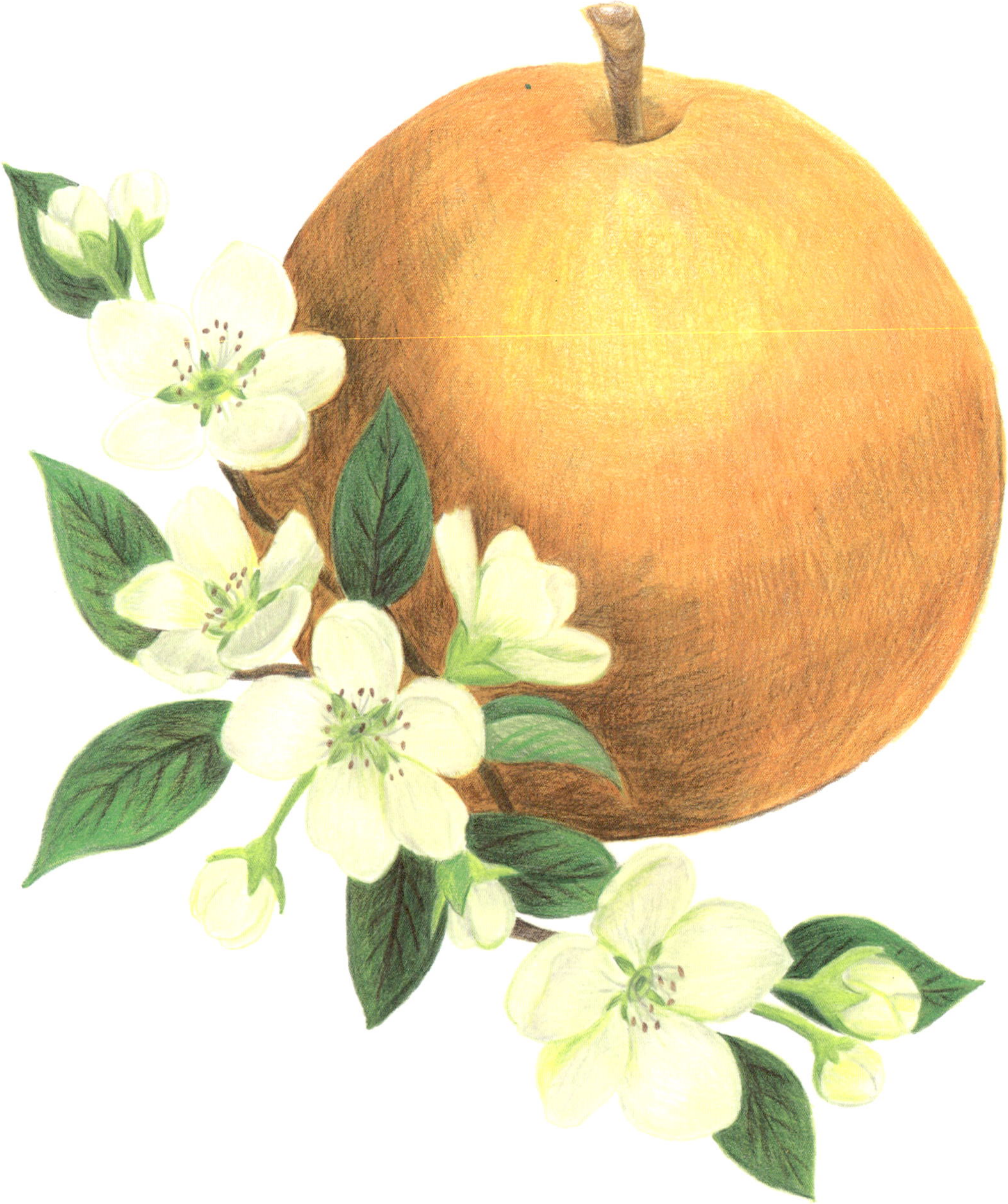

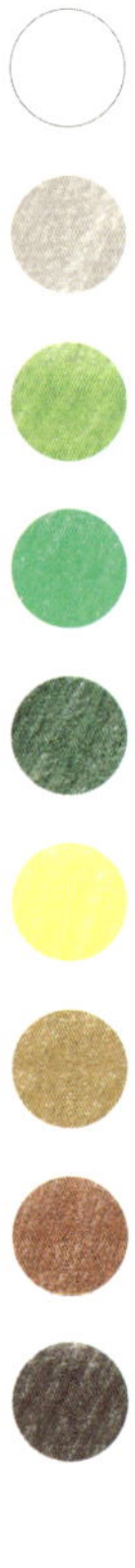

26

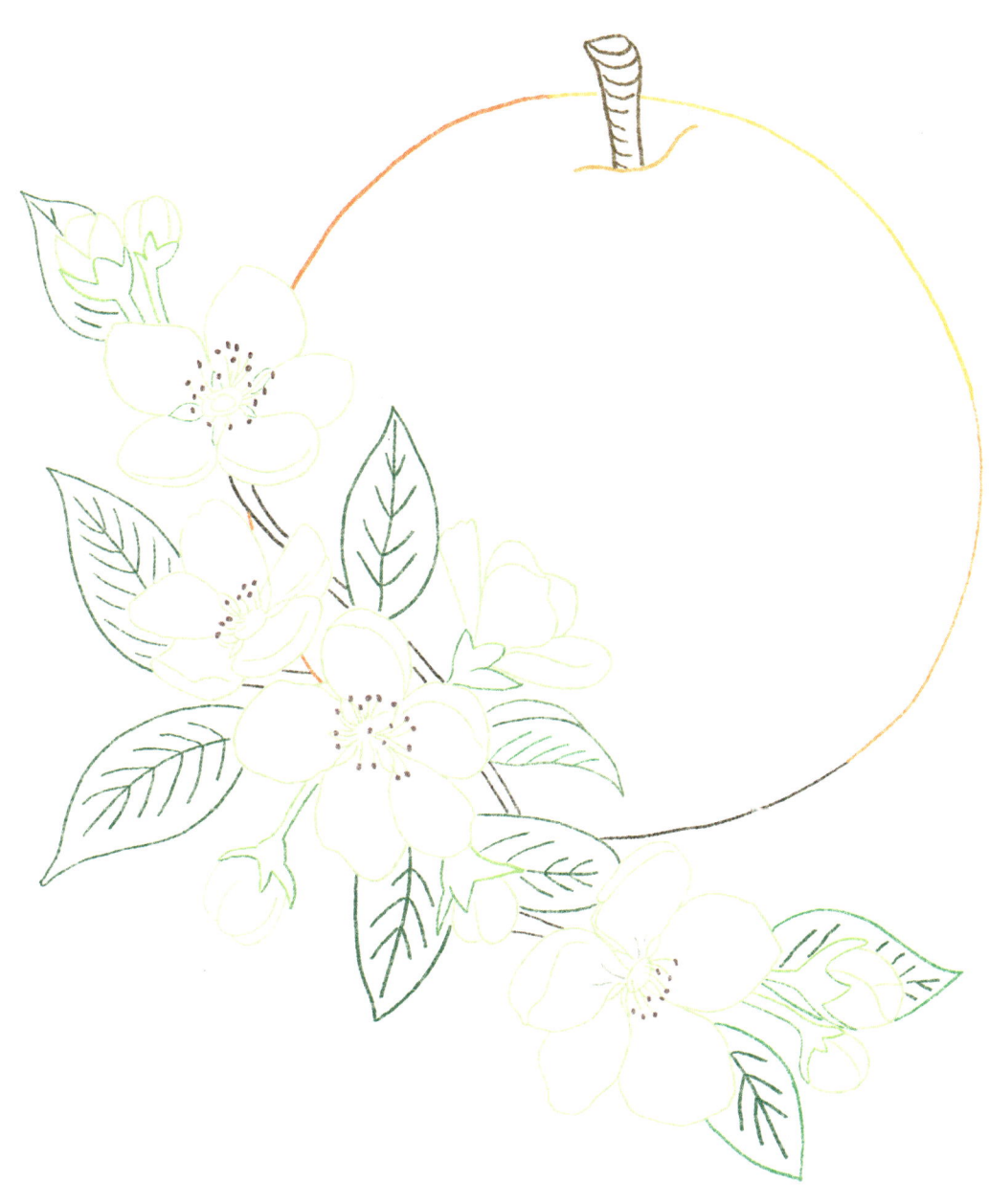

오미자

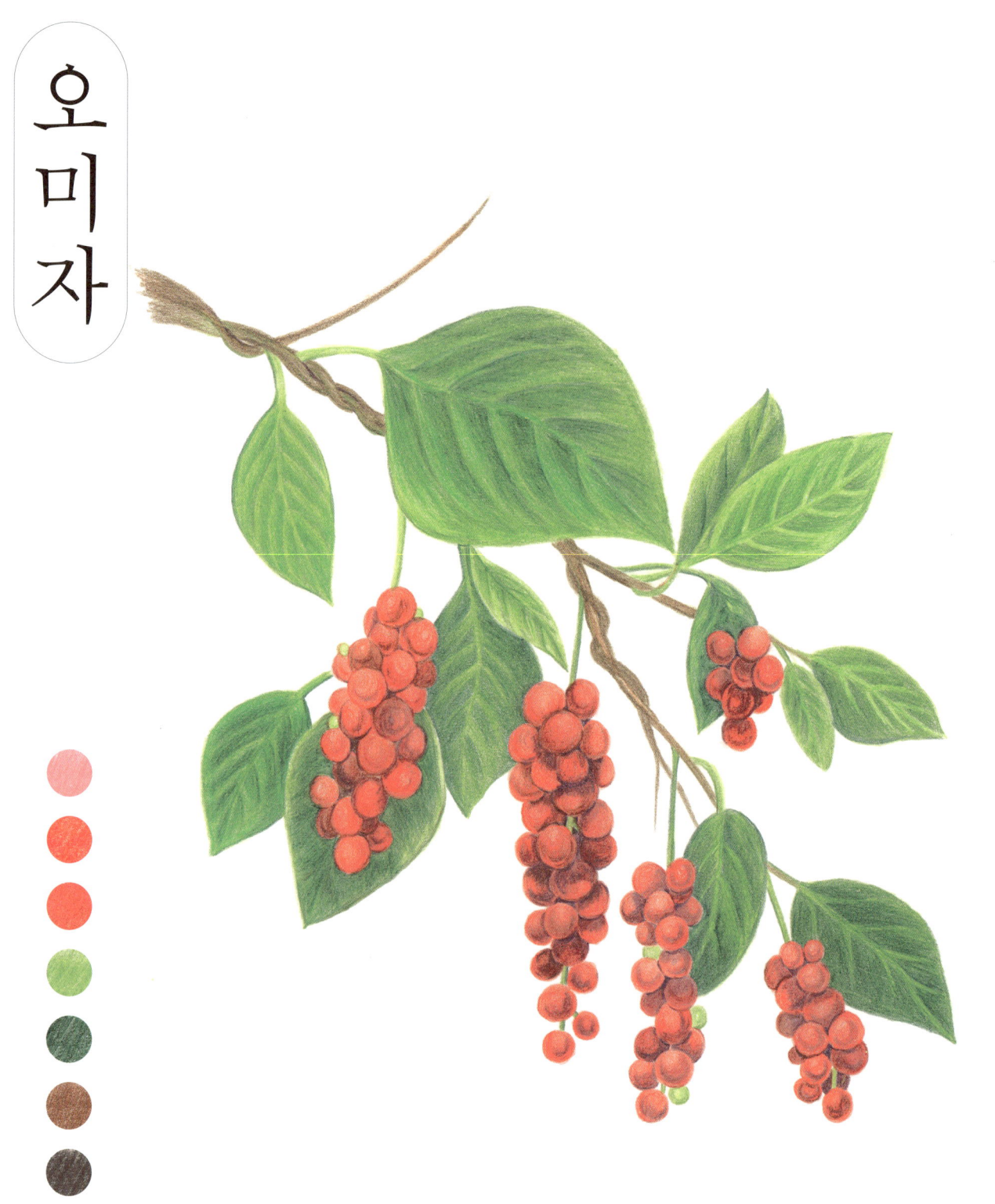

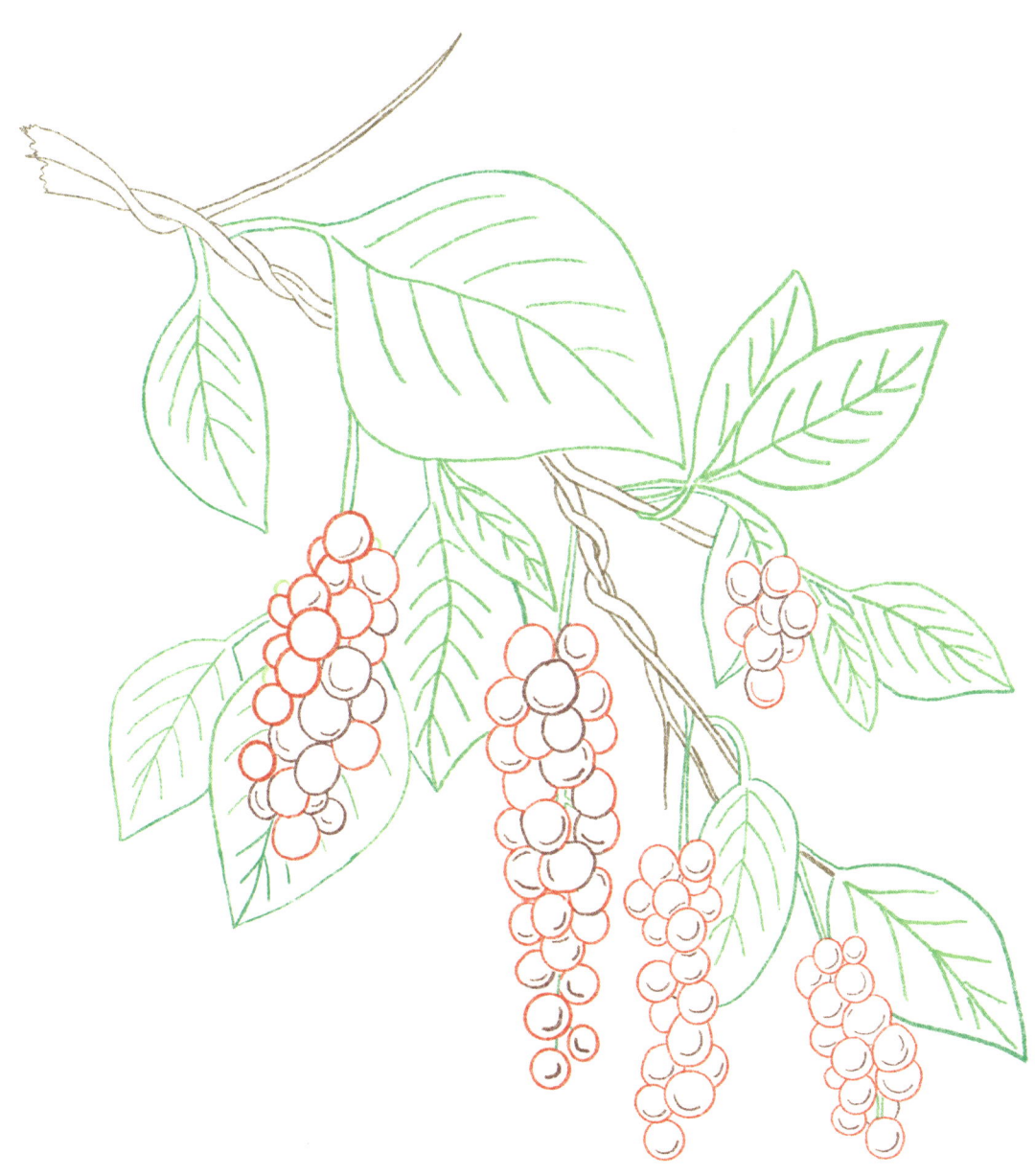

오렌지

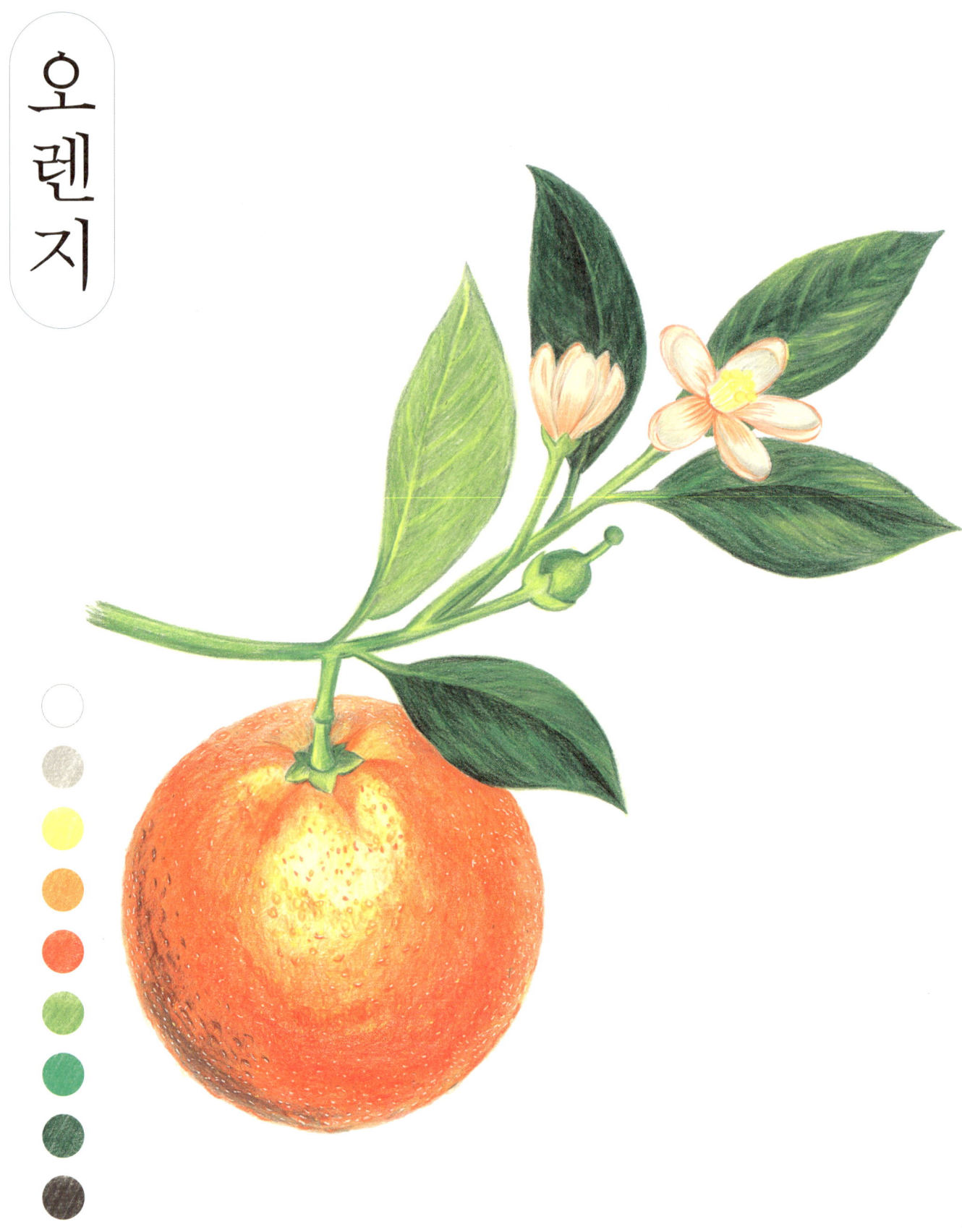

30

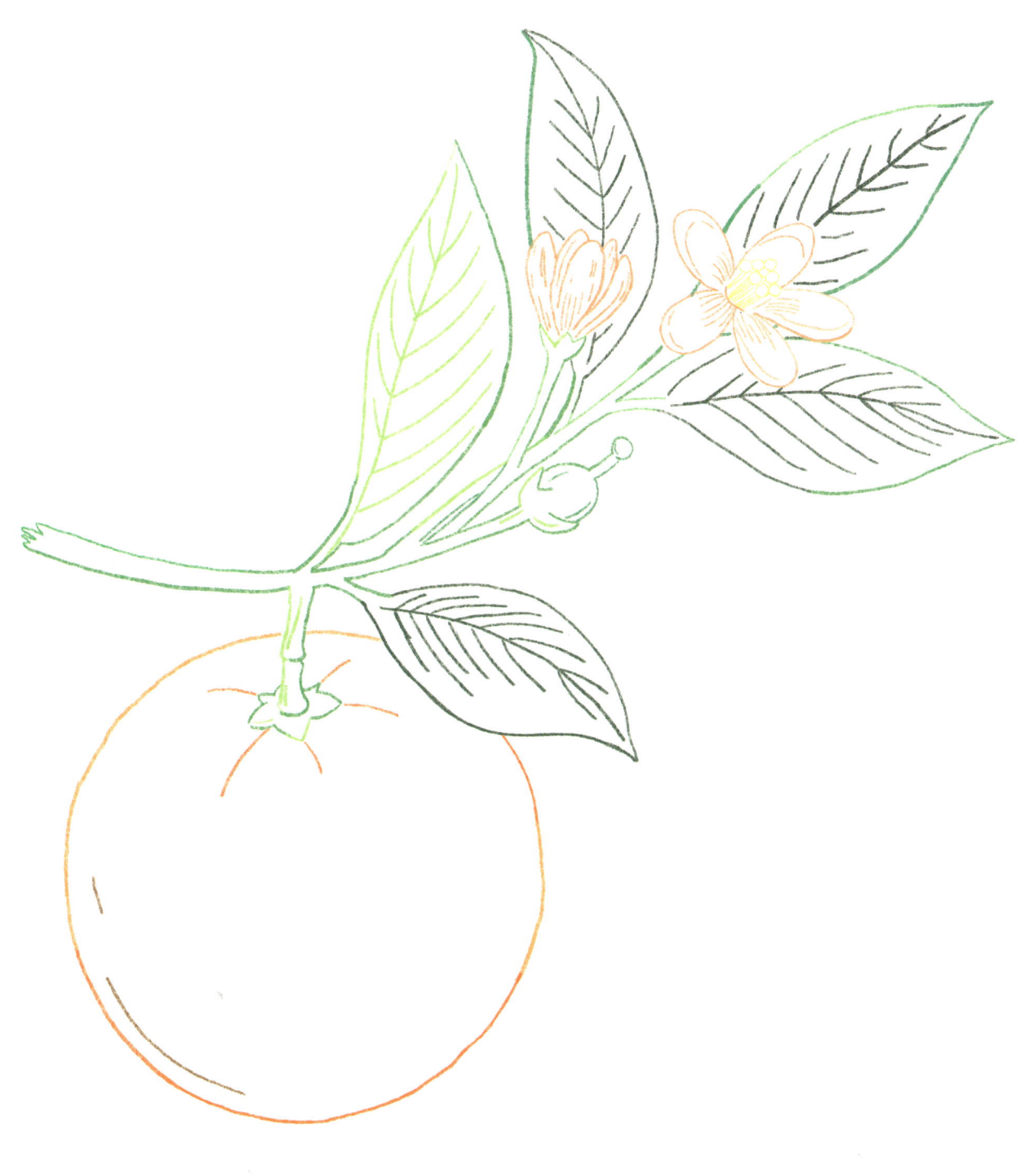

포도

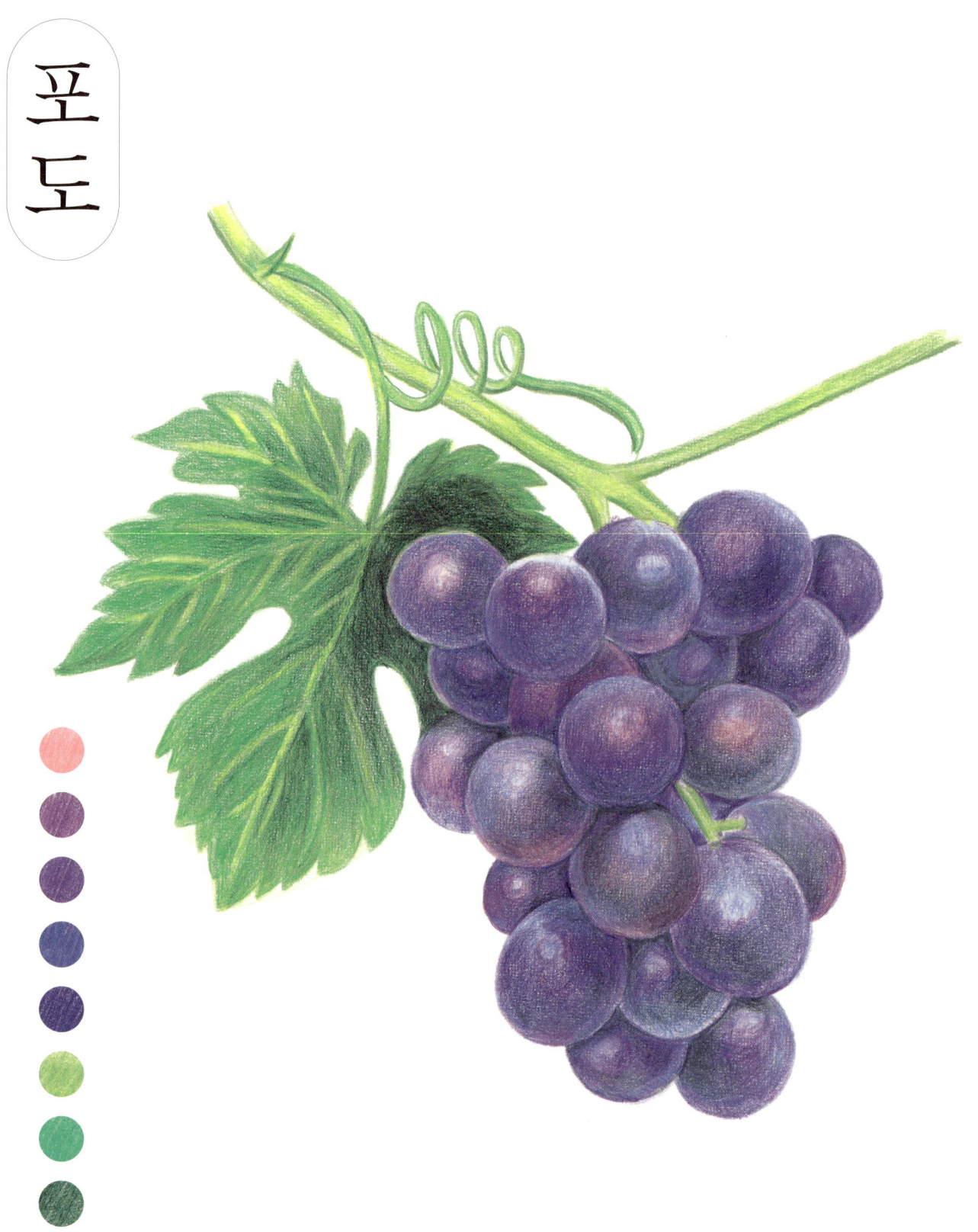

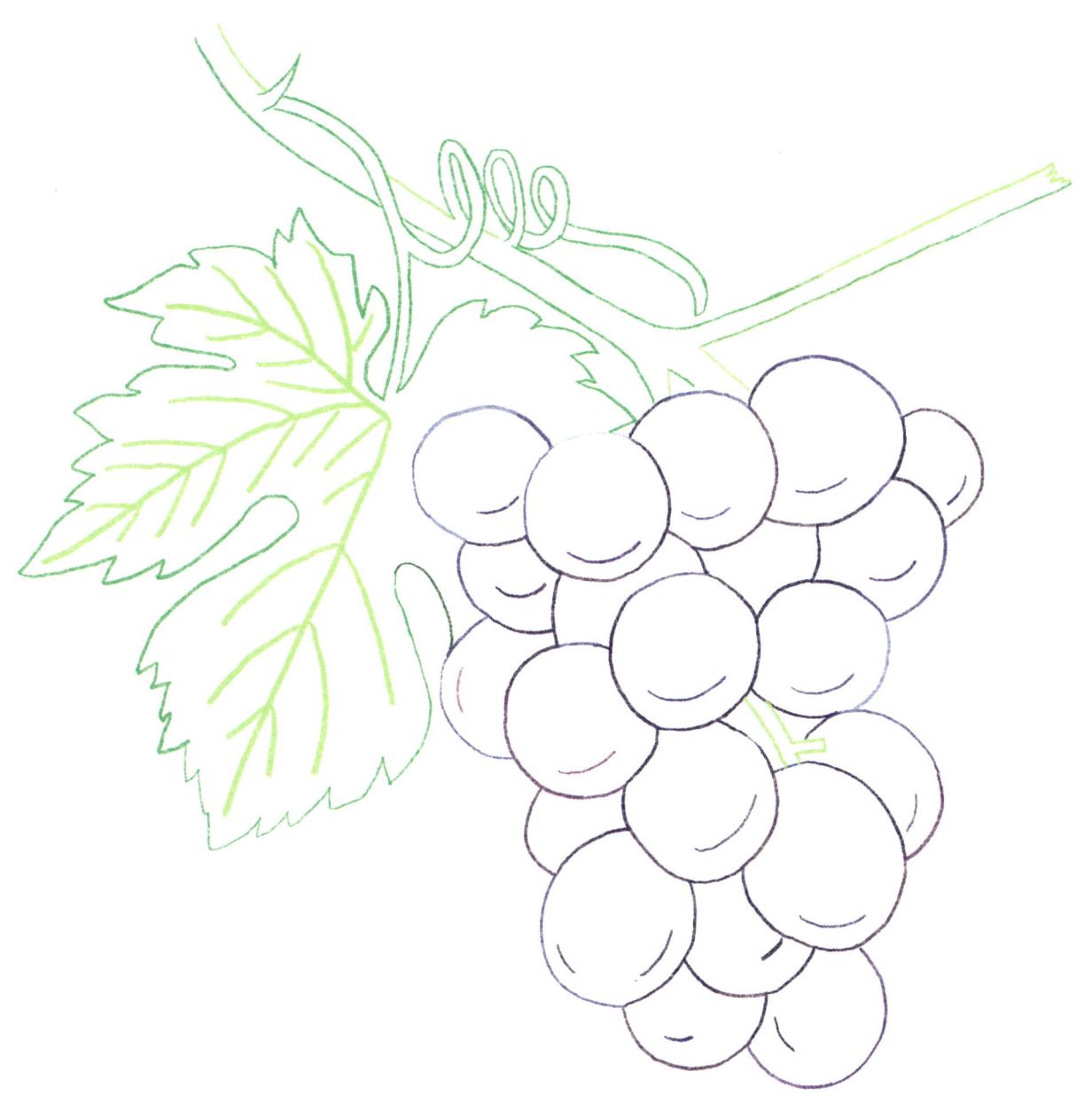

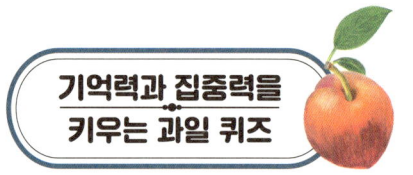

기억력과 집중력을 키우는 과일 퀴즈

과일 이름을 적어보고 그 과일에서 어떤 맛이 나는지 이야기해보세요.

예 달다, 시다, 쓰다, 새콤달콤하다, 싱겁다, 떫다.

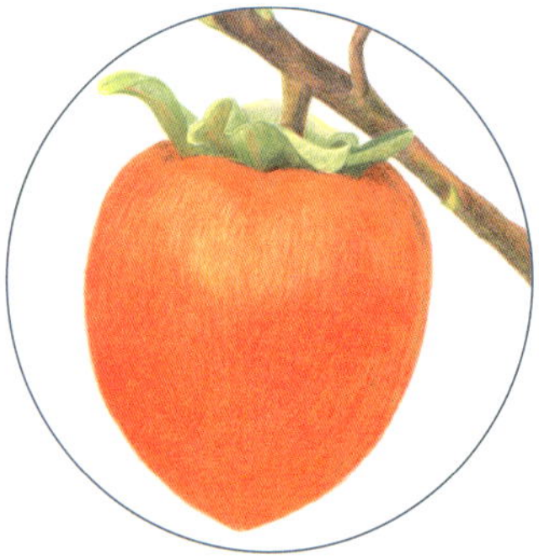

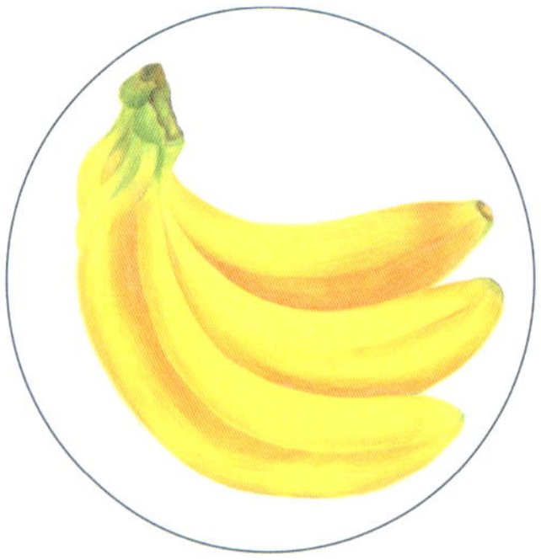

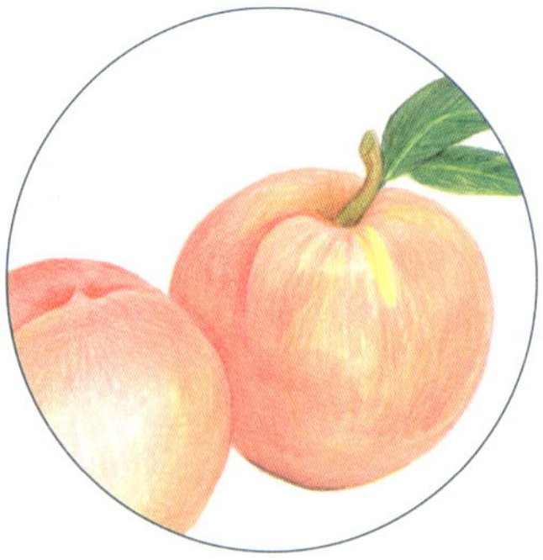

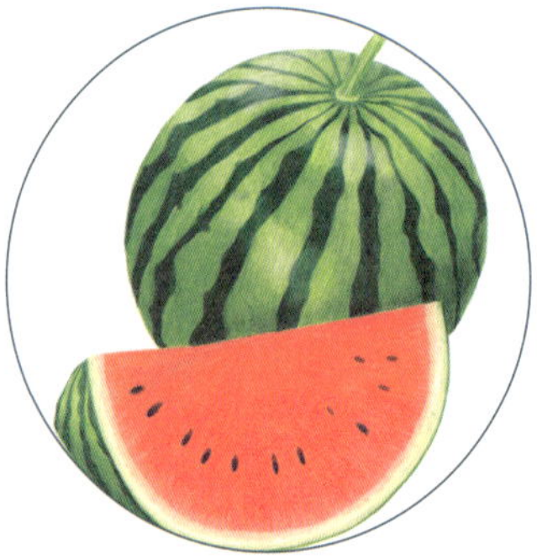

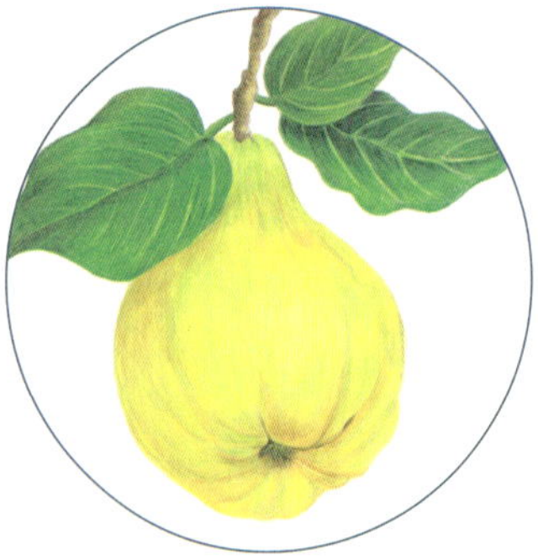

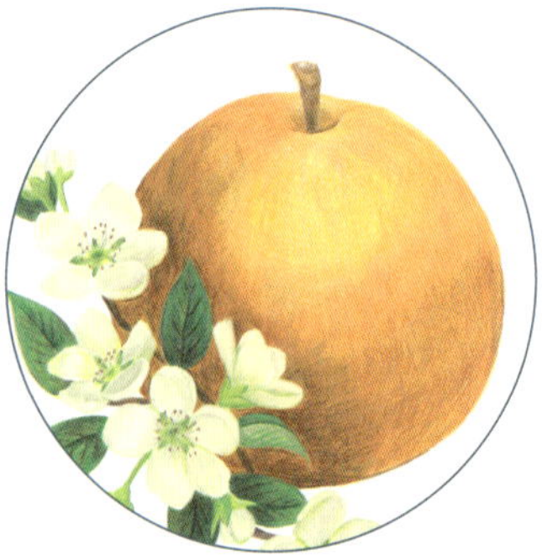

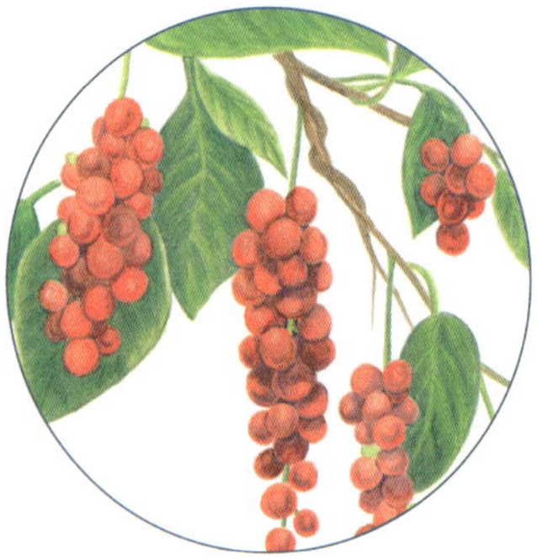

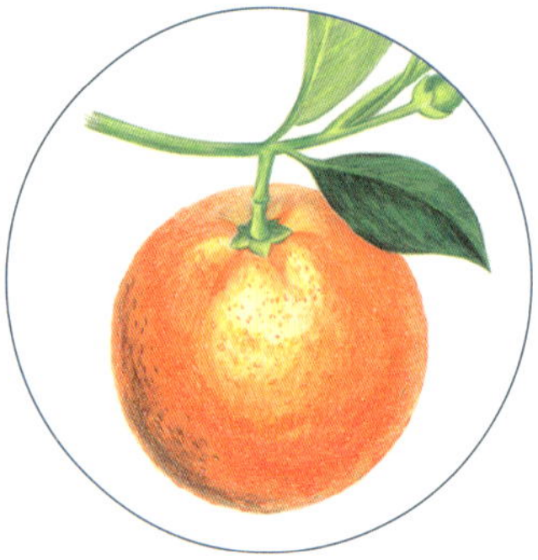

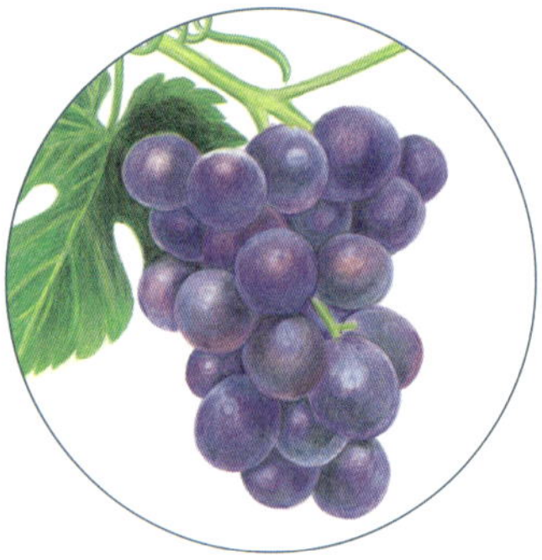

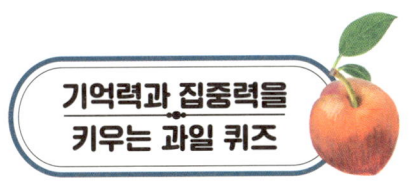

기억력과 집중력을 키우는 과일 퀴즈

아이스크림에 들어 있는 과일을 찾아 연결해보세요.

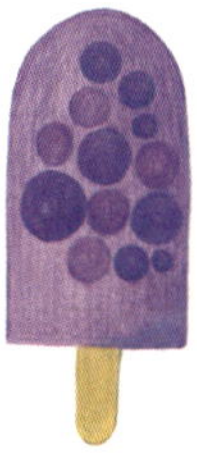

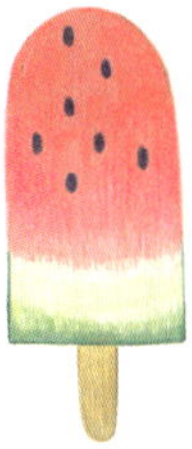

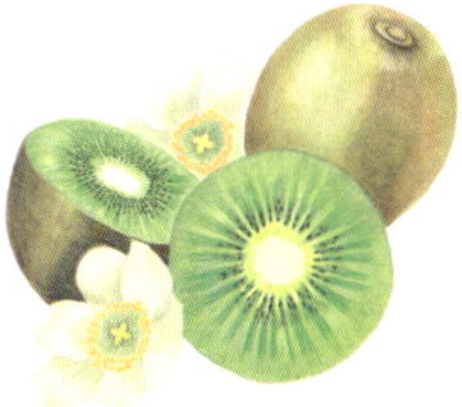

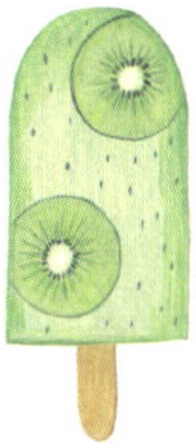

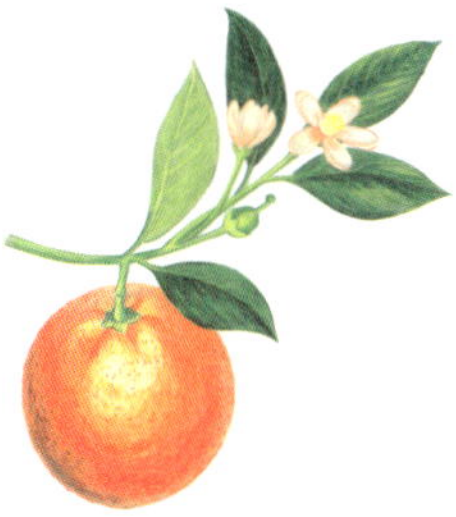

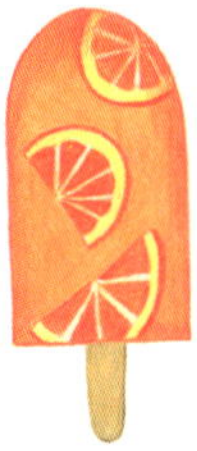

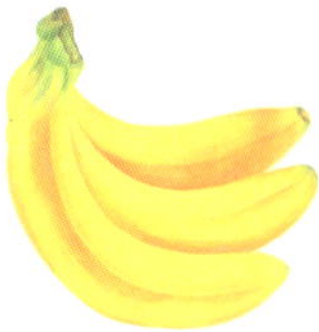

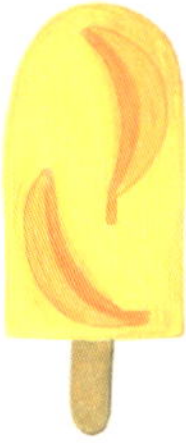

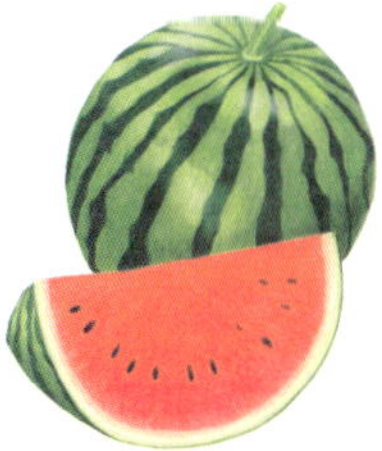

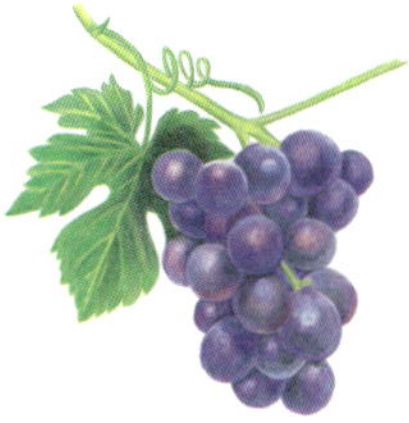

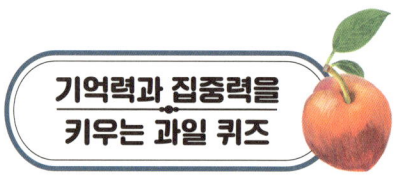

기억력과 집중력을 키우는 과일 퀴즈

바나나 미로 속을 지나, 단맛, 신맛, 쓴맛, 짠맛, 매운맛 등 다섯 가지 맛이 나는 오미자를 찾아가 보세요.

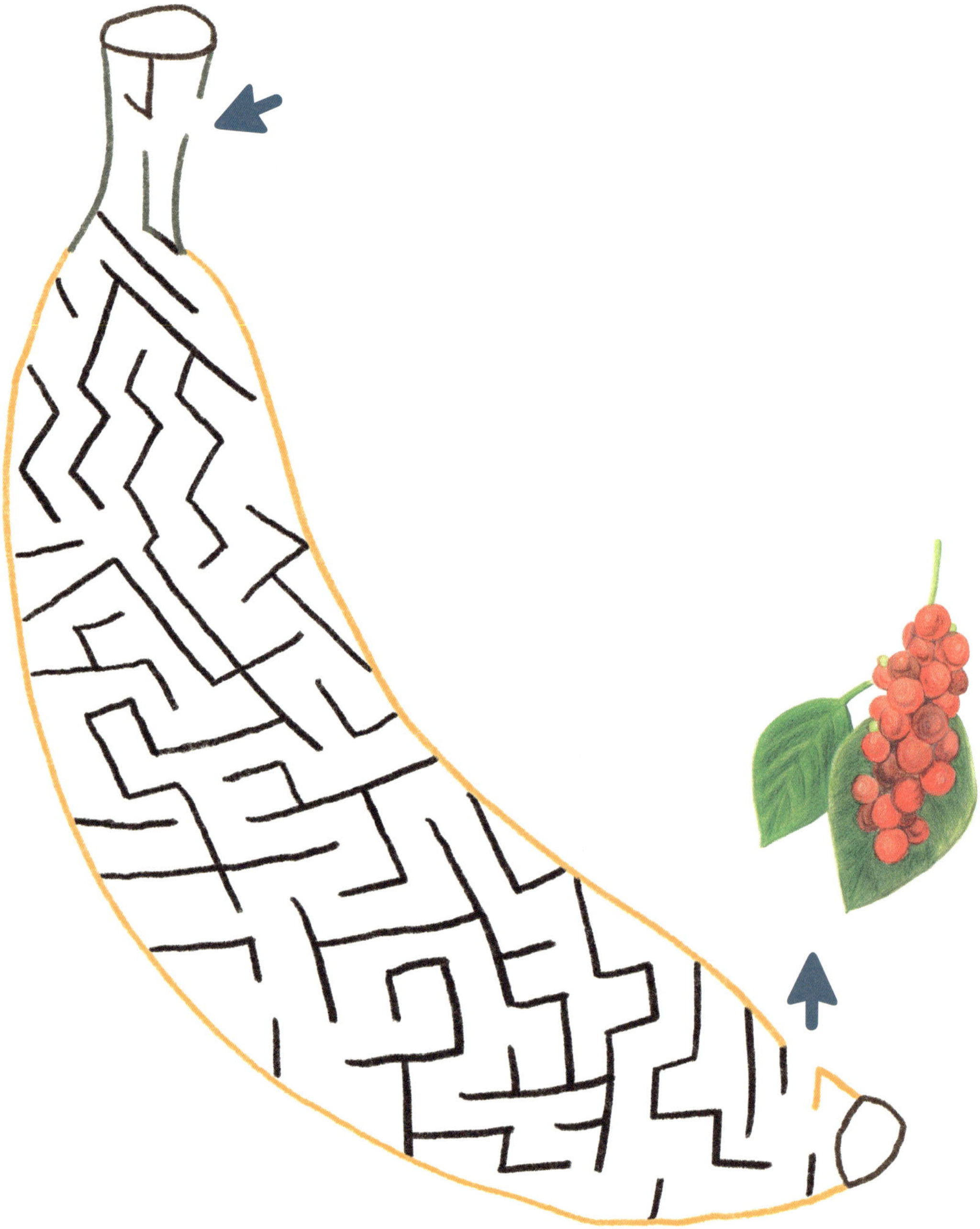

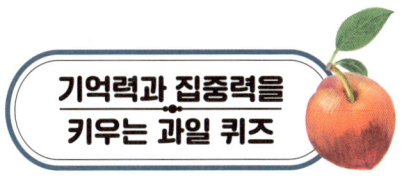

기억력과 집중력을 키우는 과일 퀴즈

겉과 속이 올바른 과일을 찾아보세요. 그 과일의 이름은 무엇일까요?

① ② 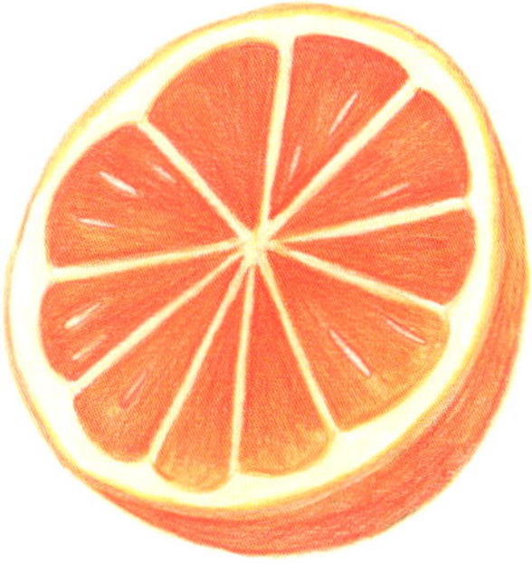 ③ 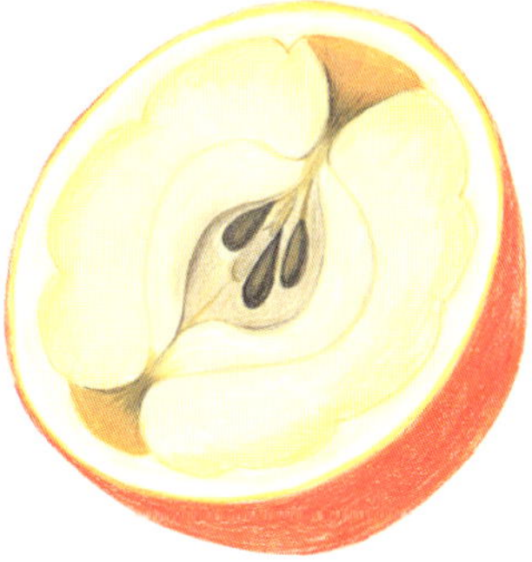 ④ 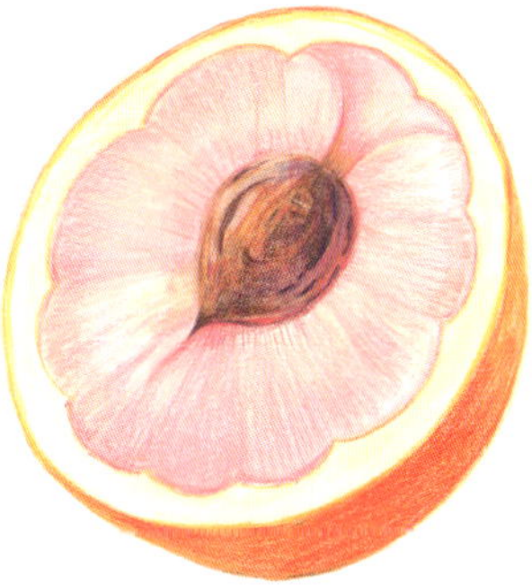 ⑤ 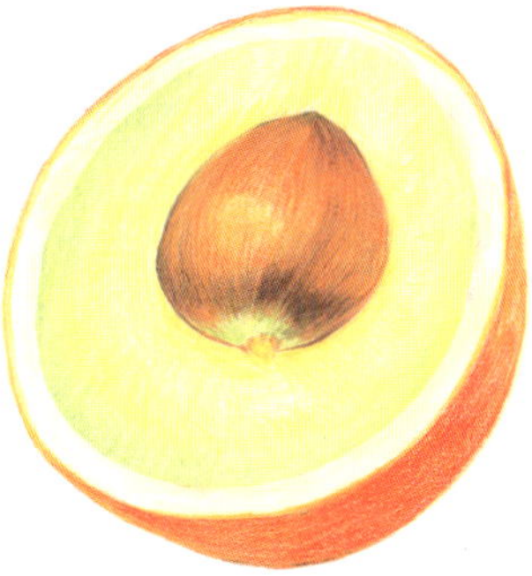 ⑥

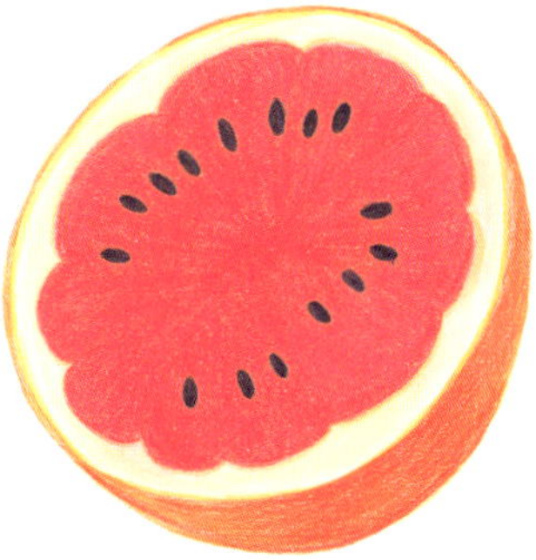

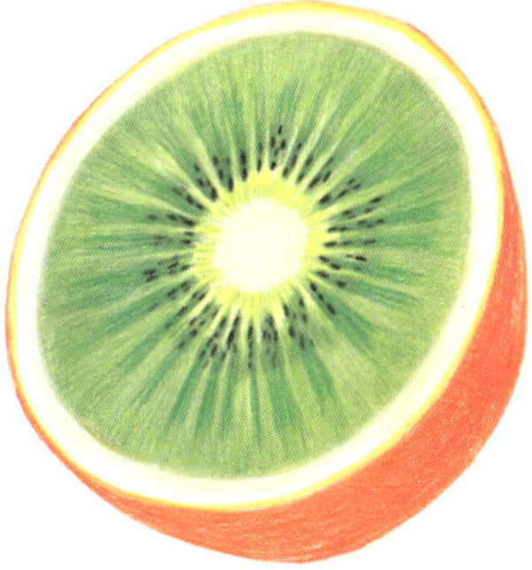

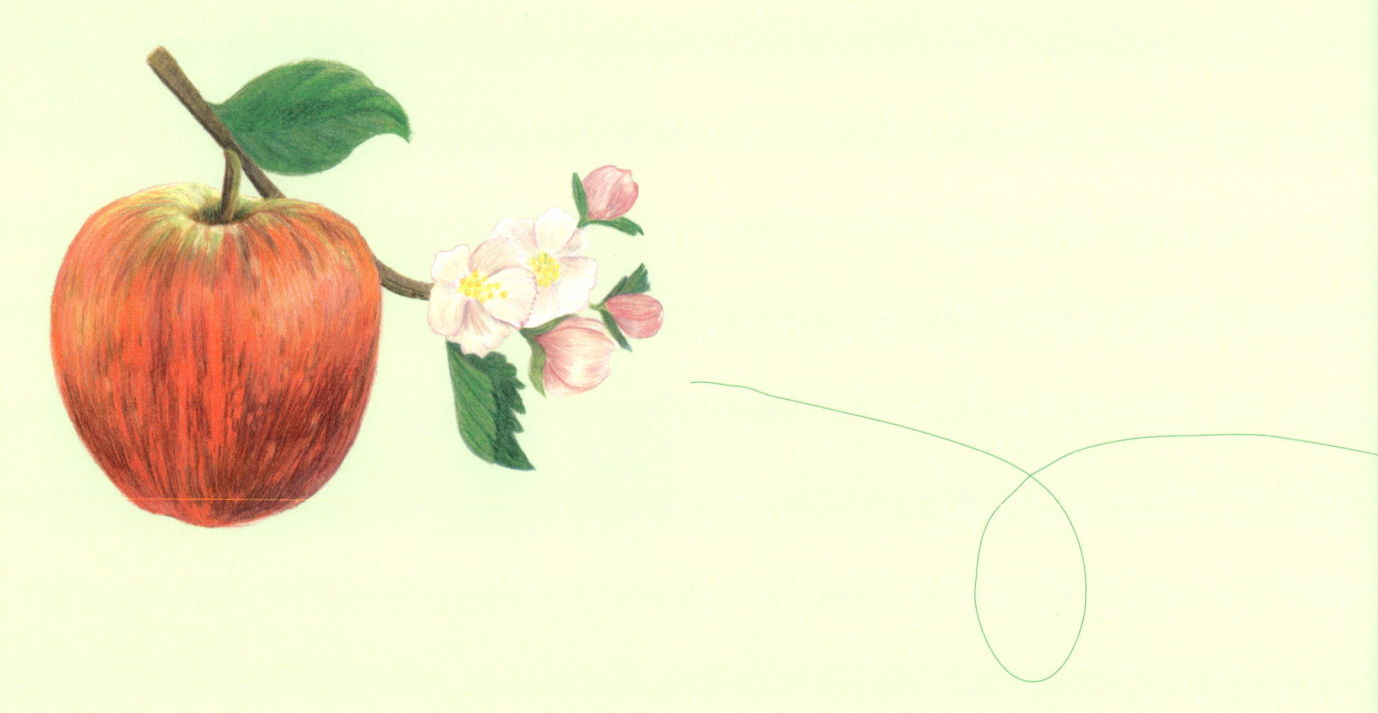

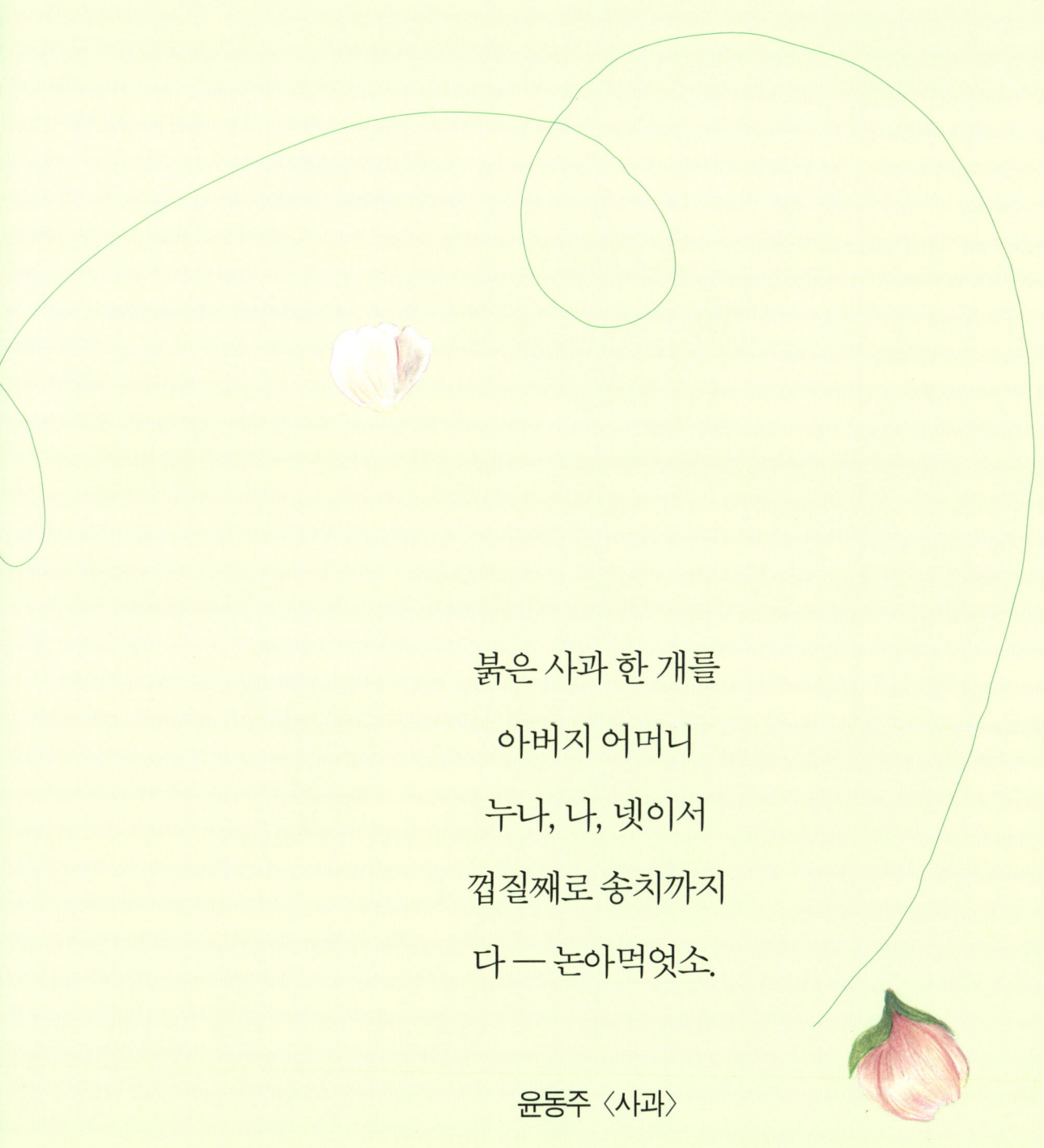

붉은 사과 한 개를
아버지 어머니
누나, 나, 넷이서
껍질째로 송치까지
다 ― 논아먹엇소.

윤동주 〈사과〉

사과

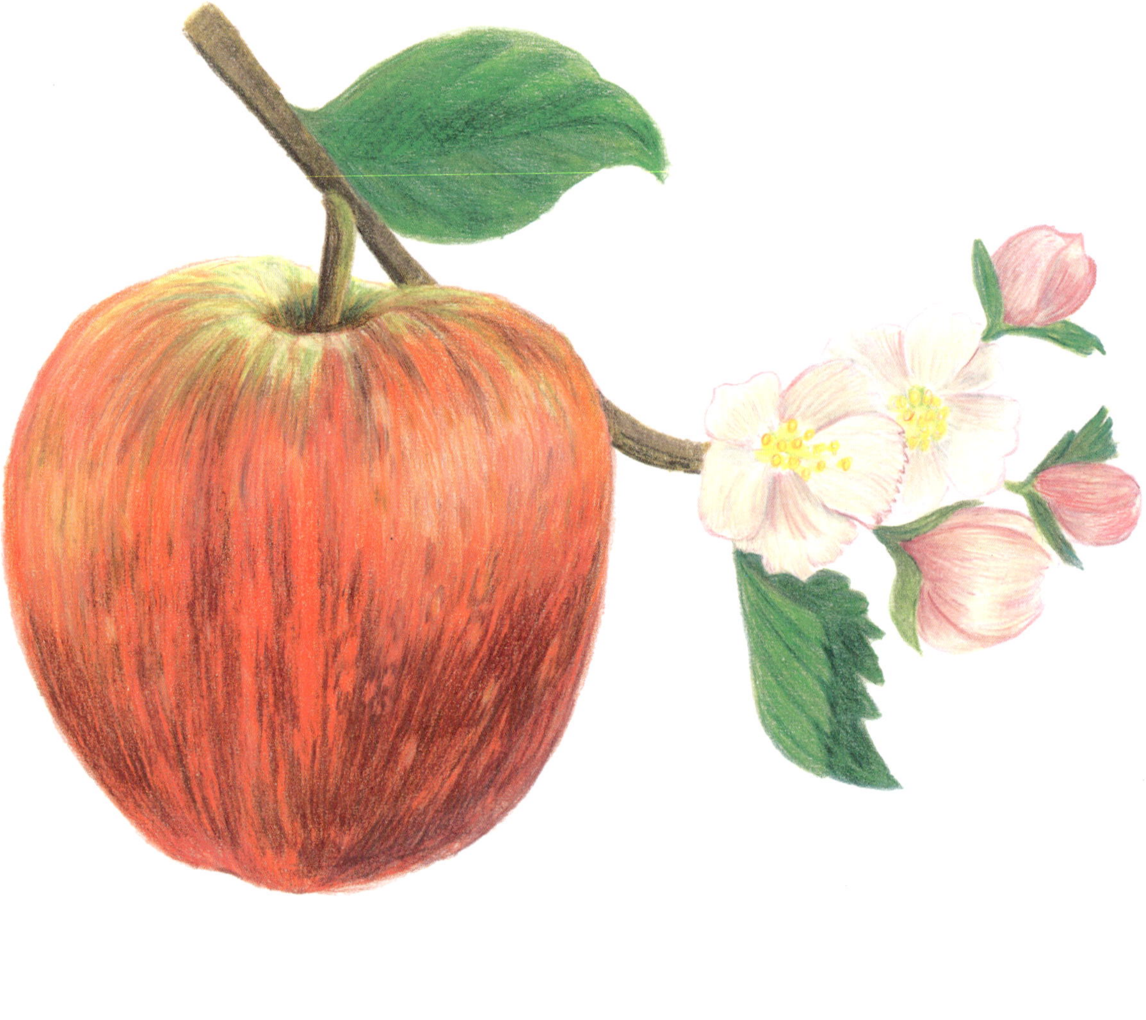

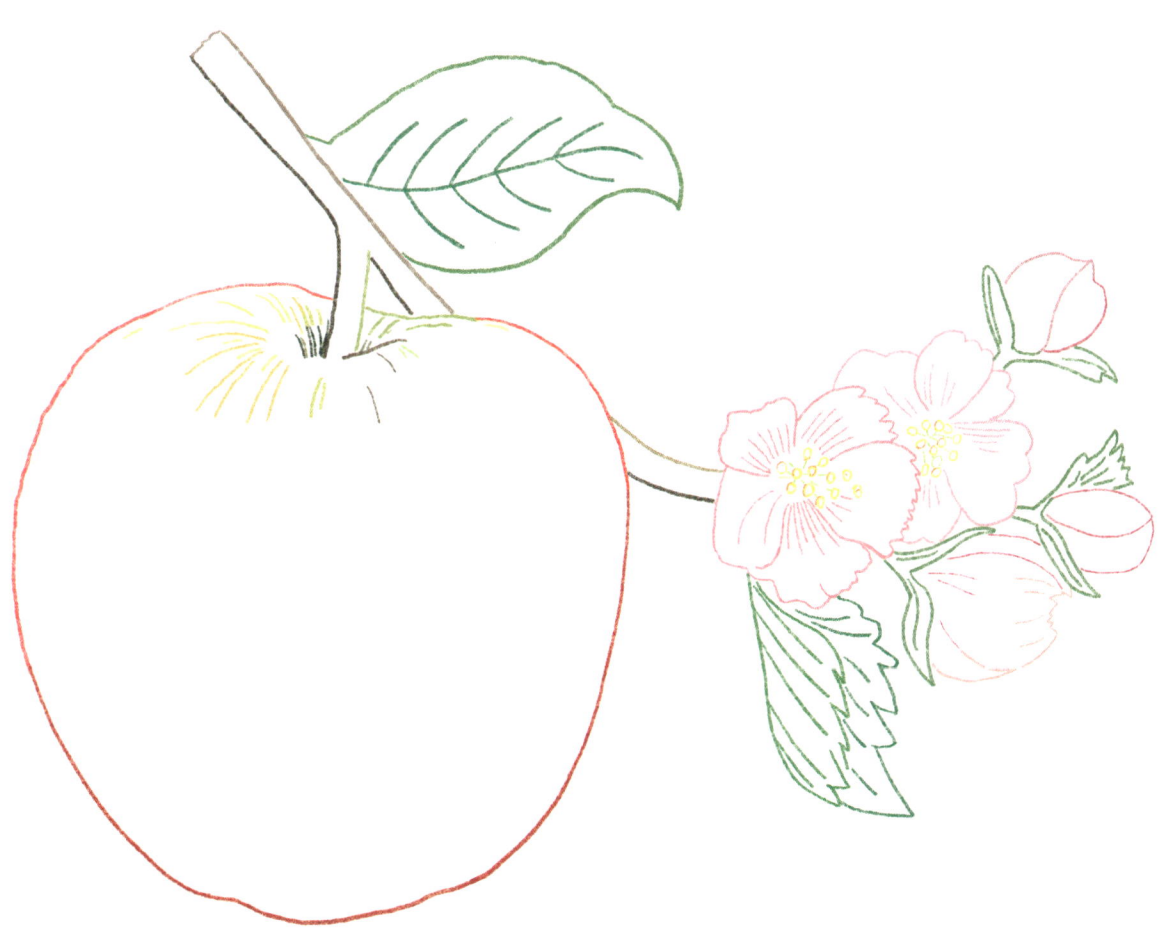

아보카도

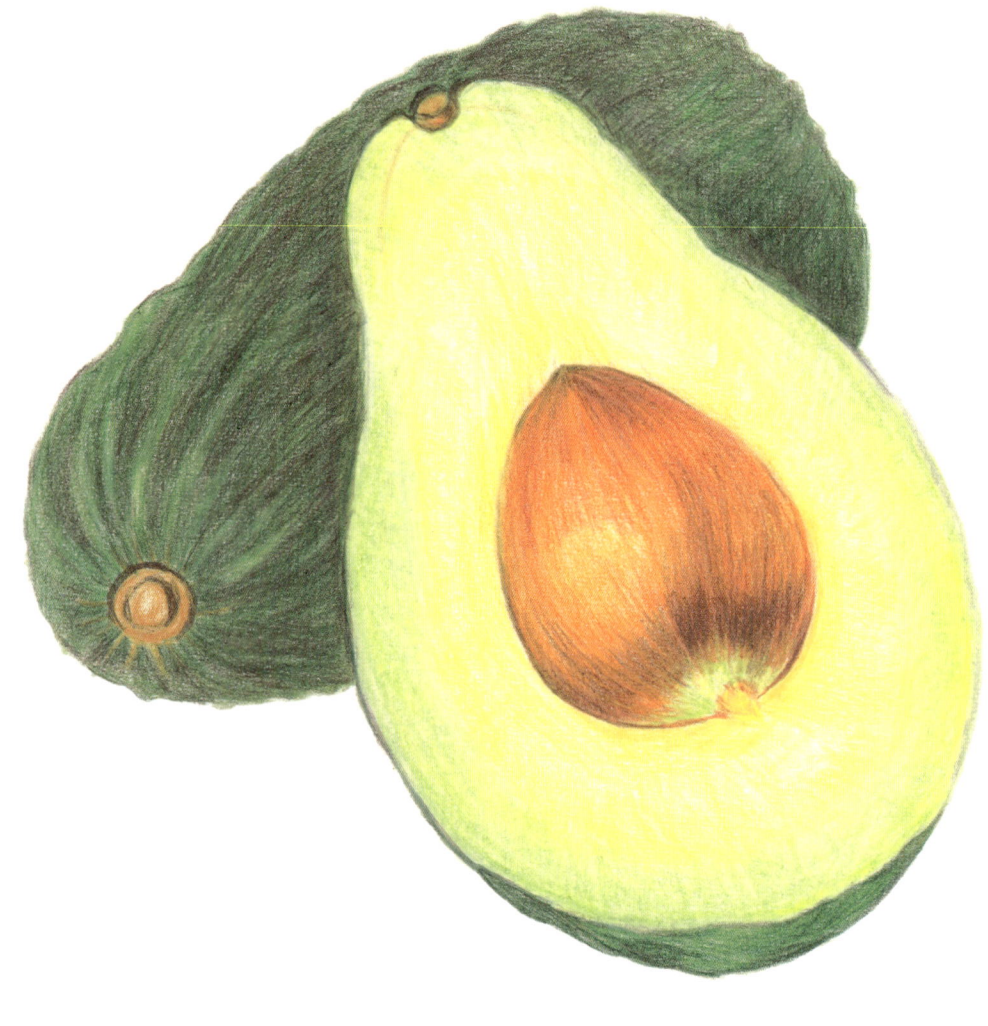

42

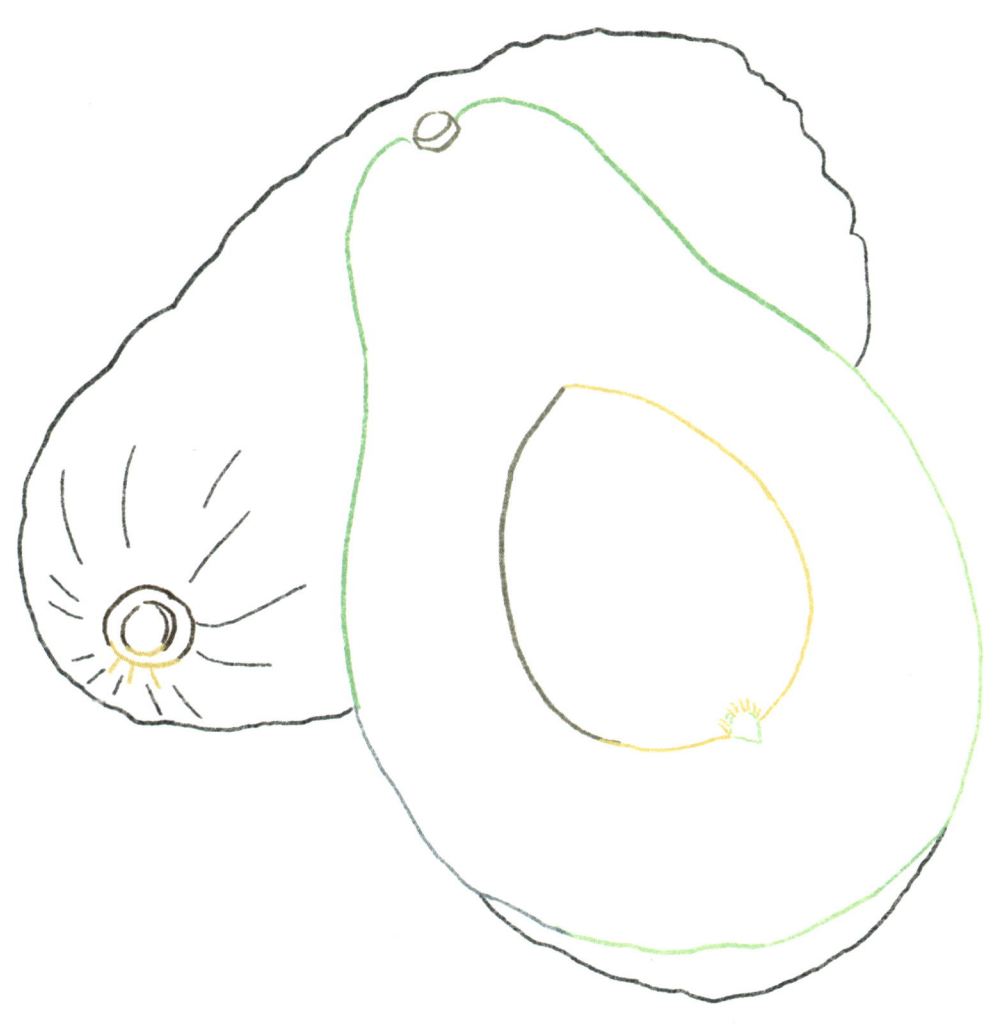

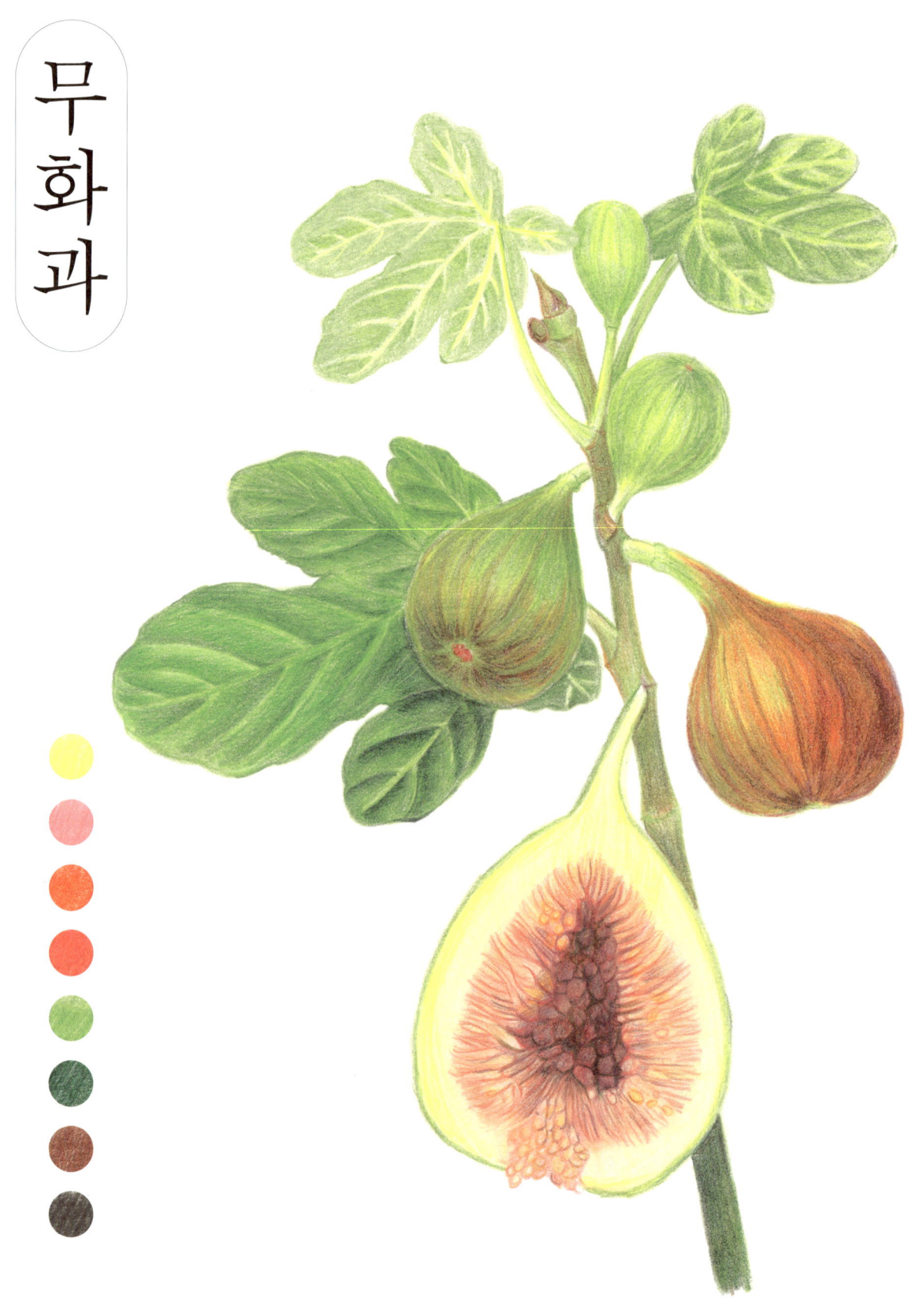

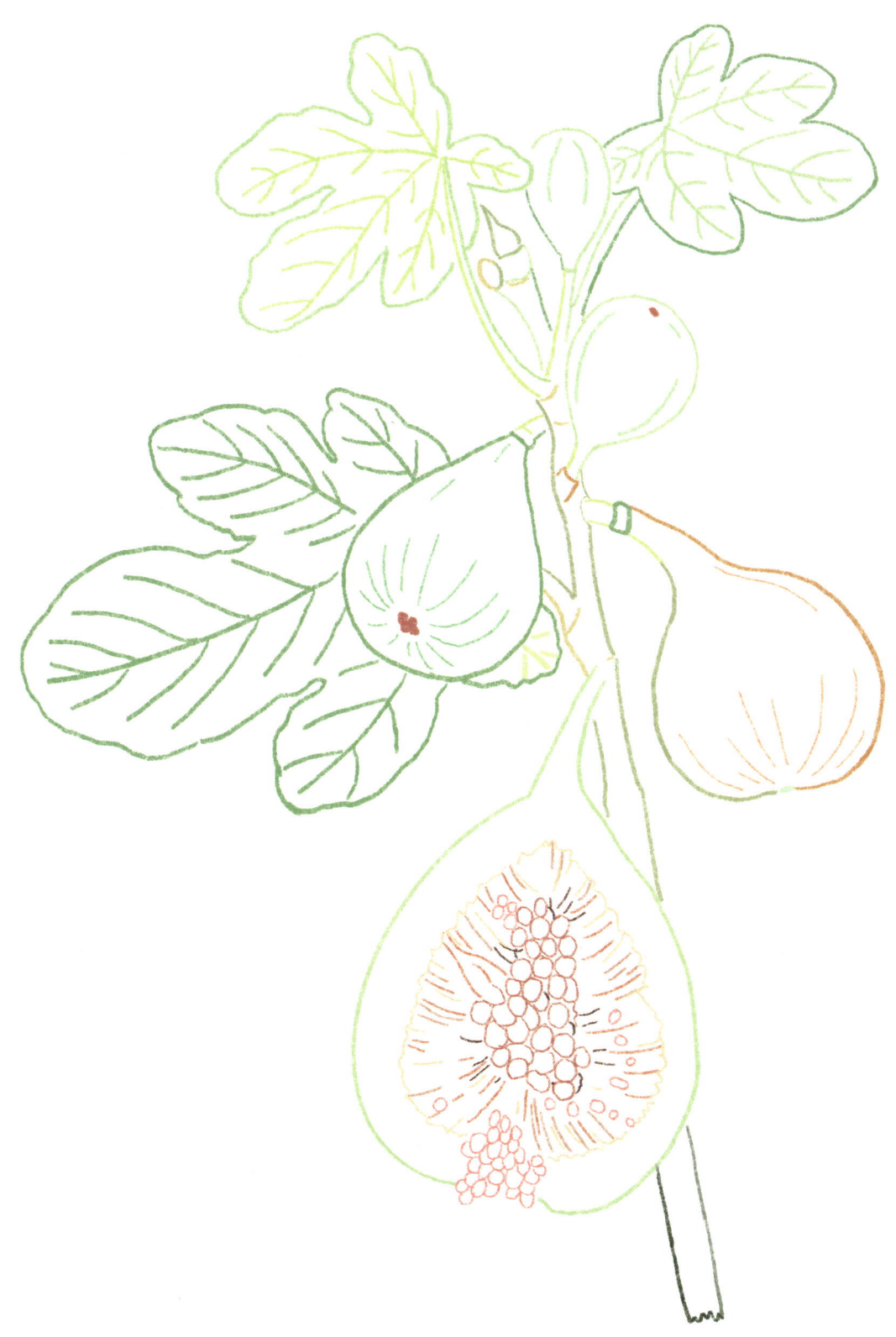

대추

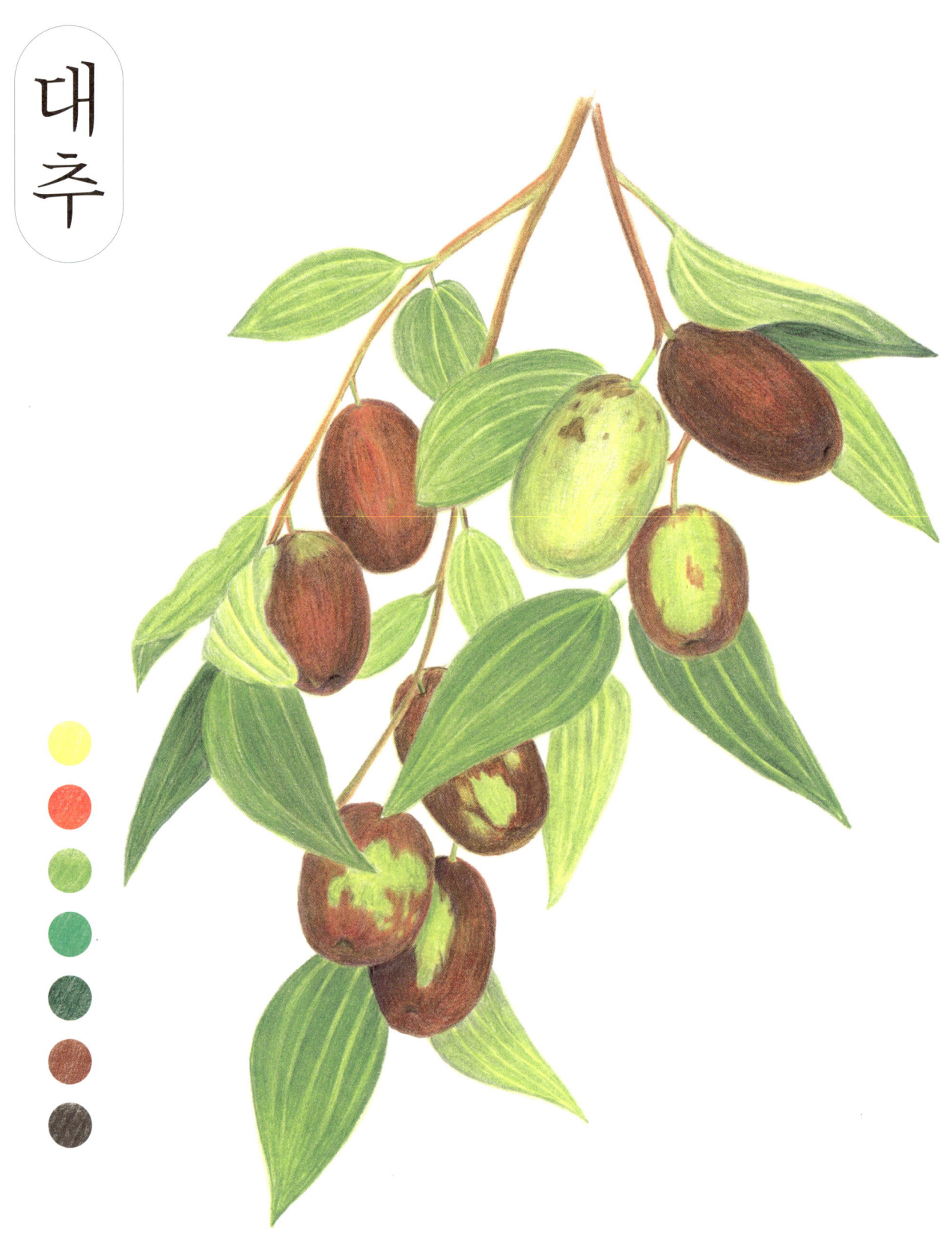

46

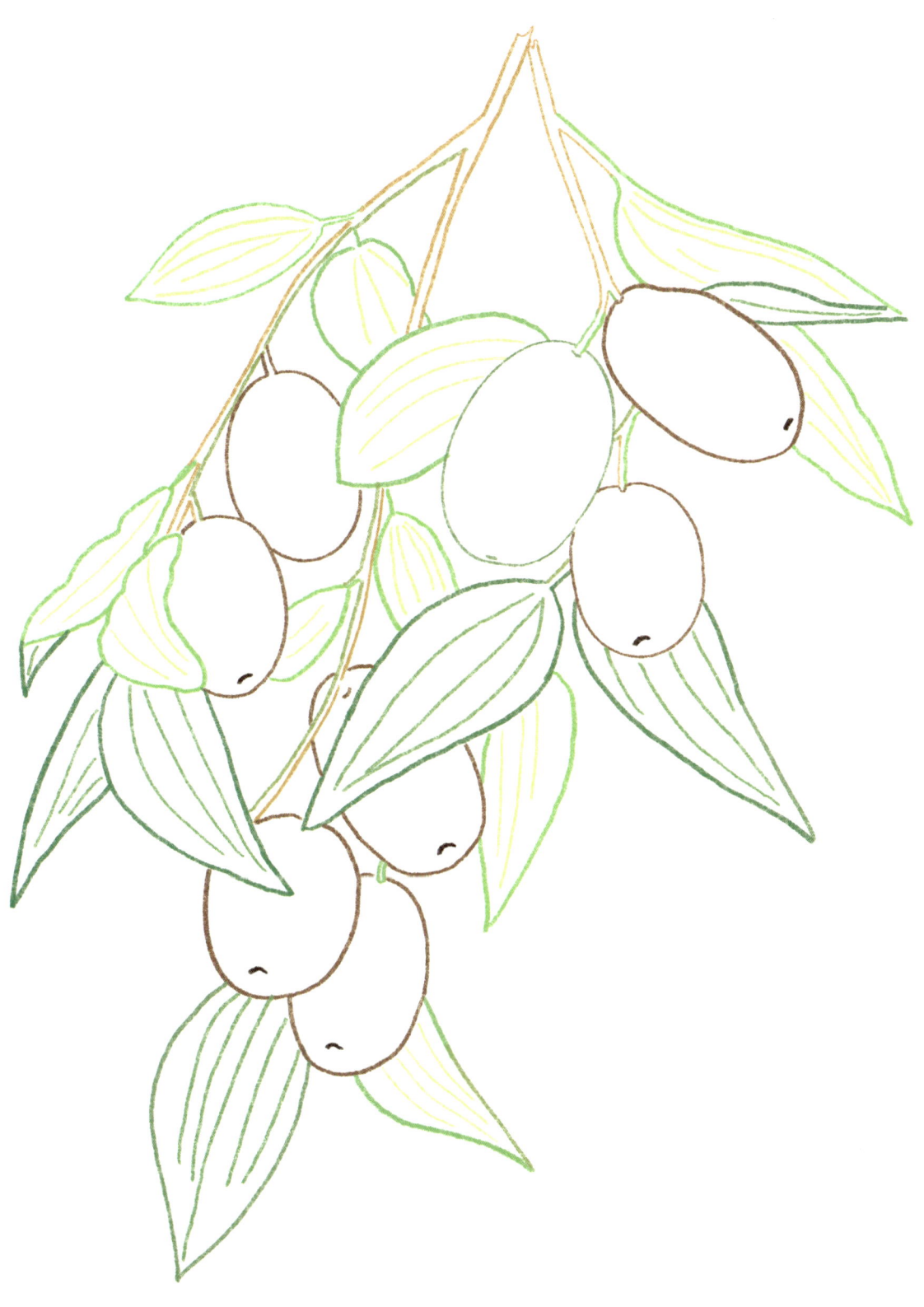

참외

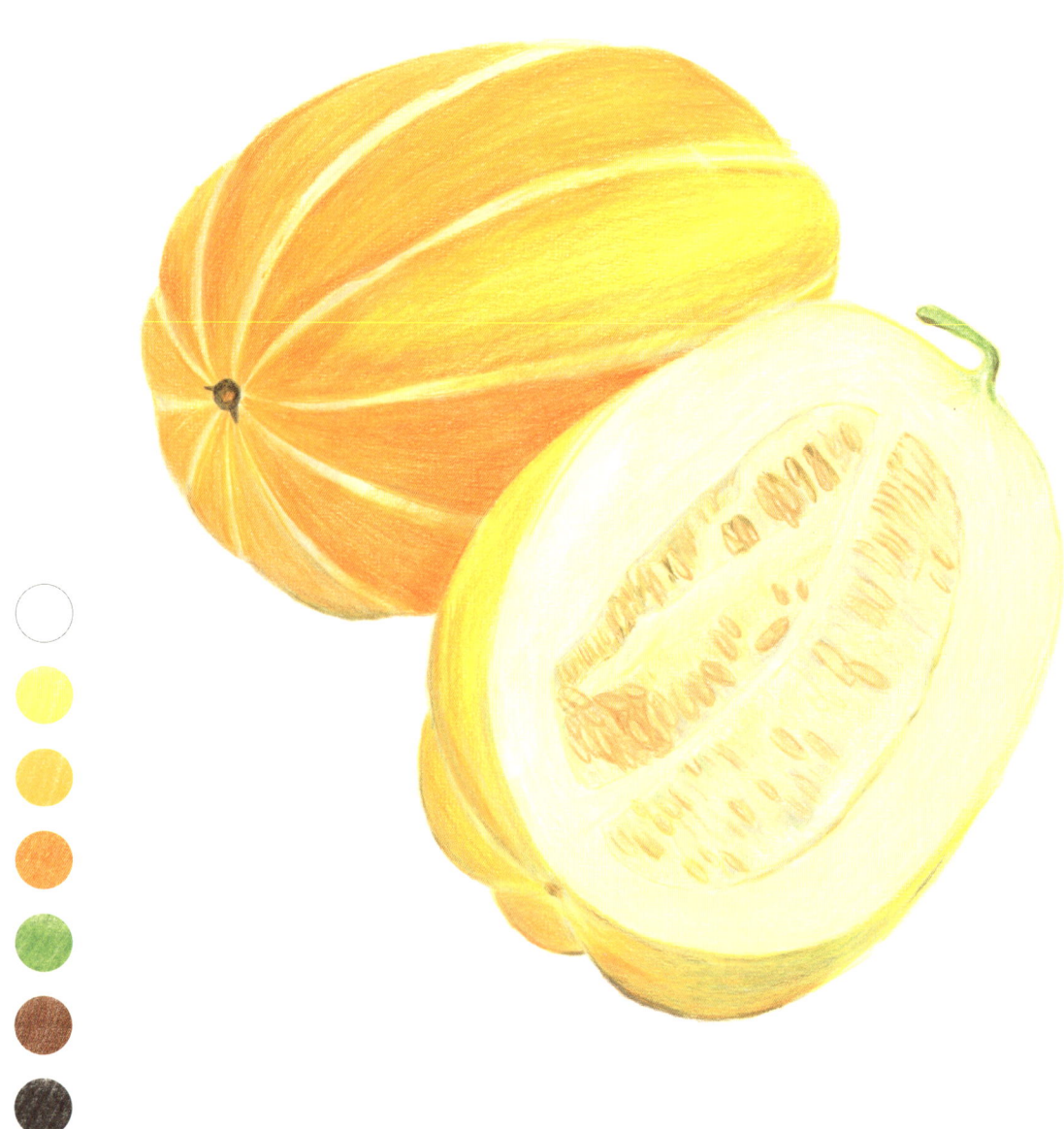

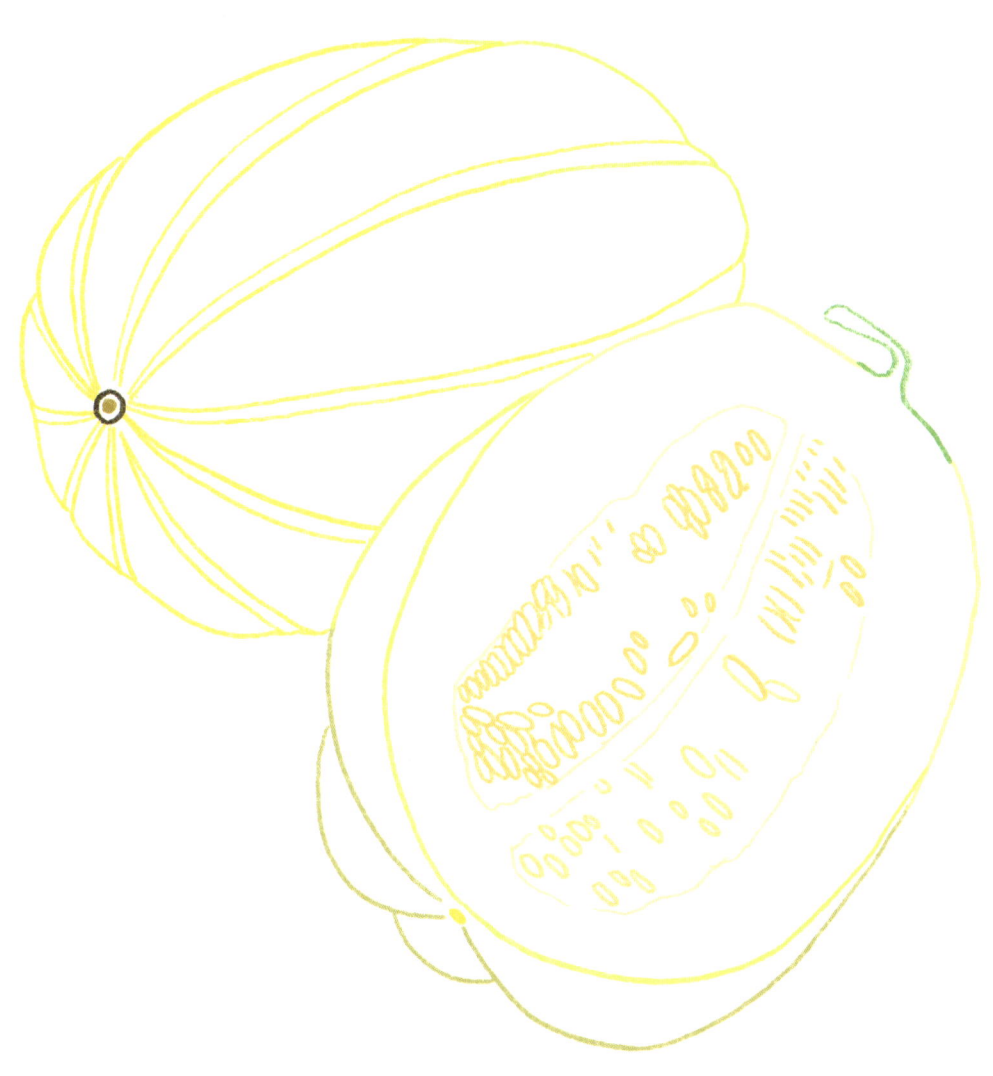

석류

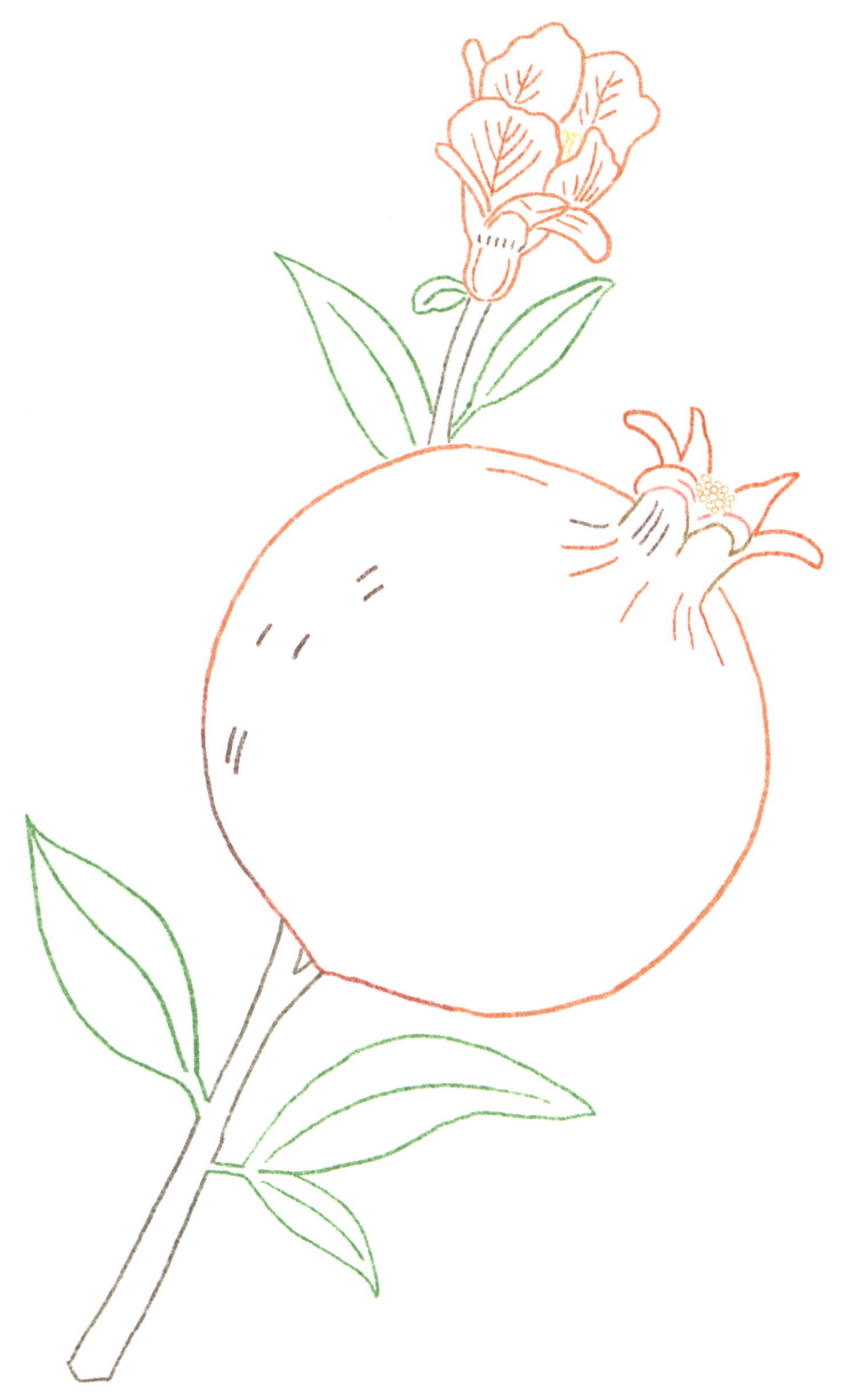

블루베리

52

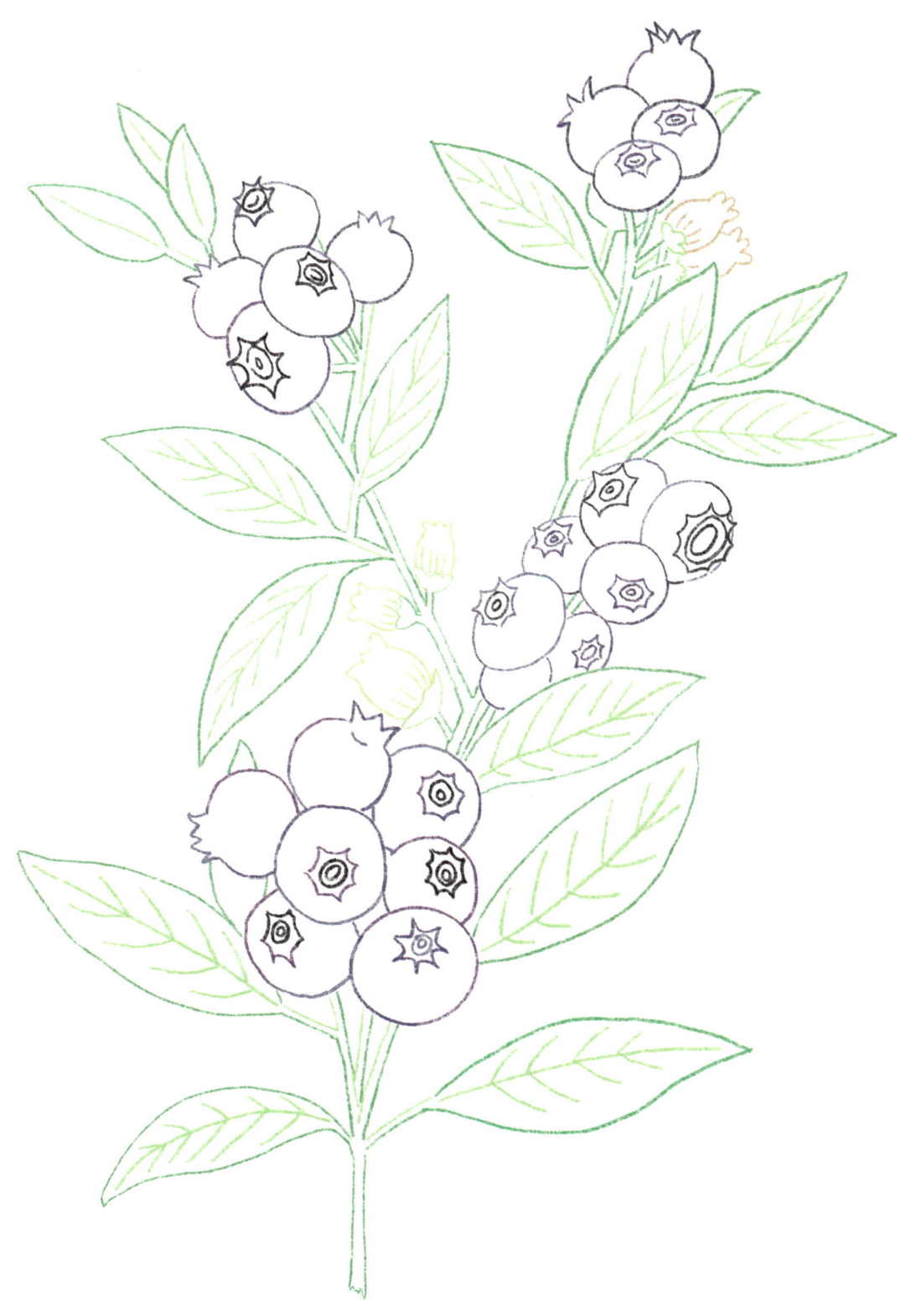

살구

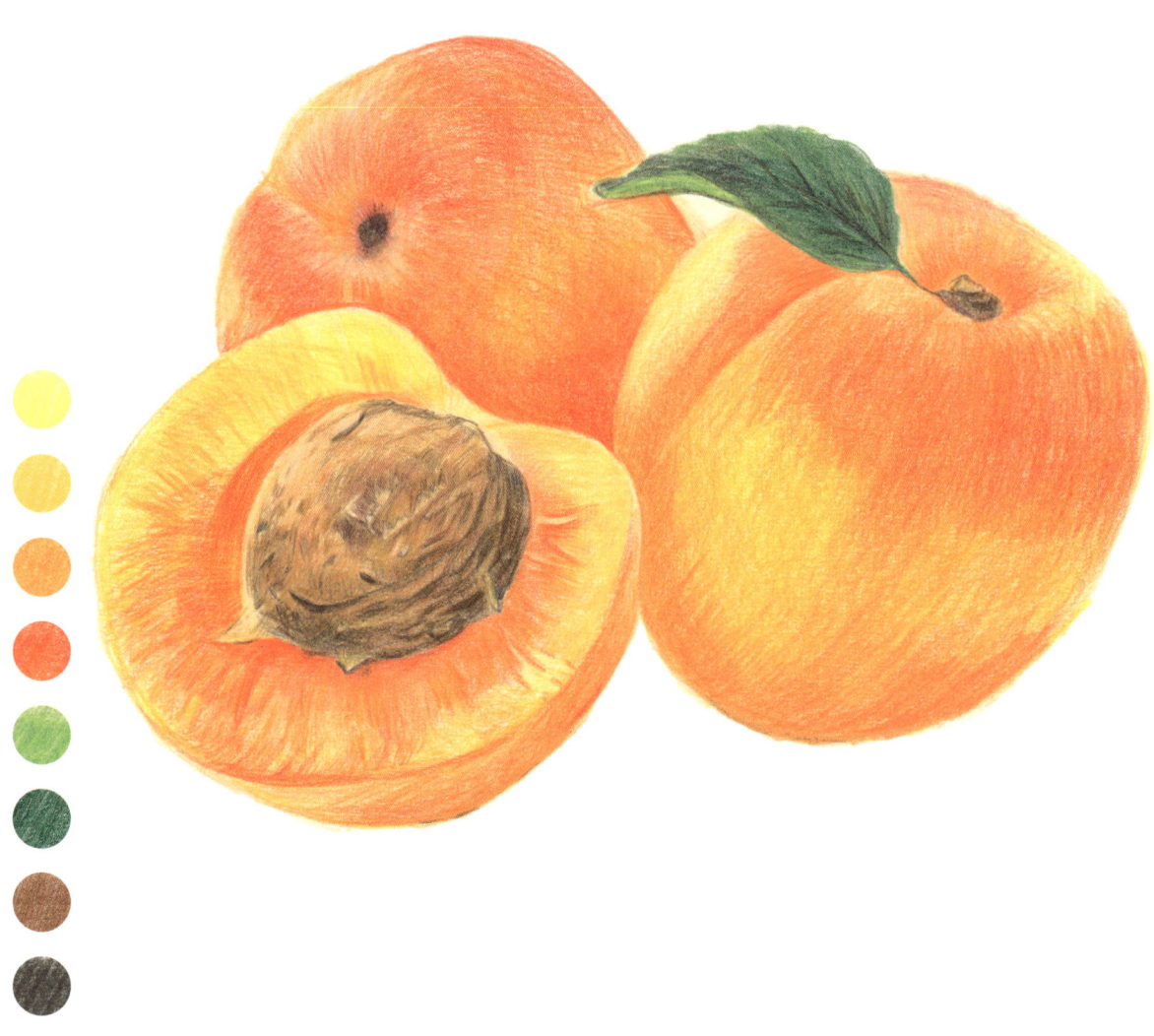

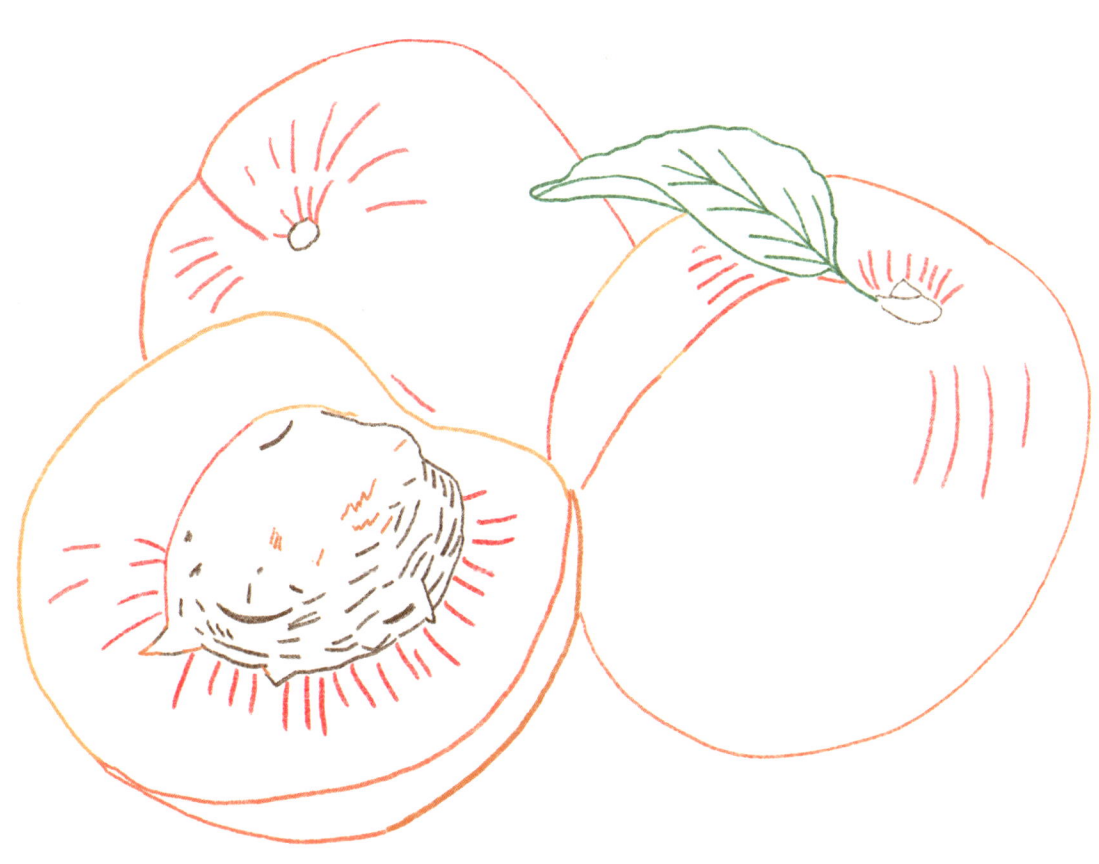

키위

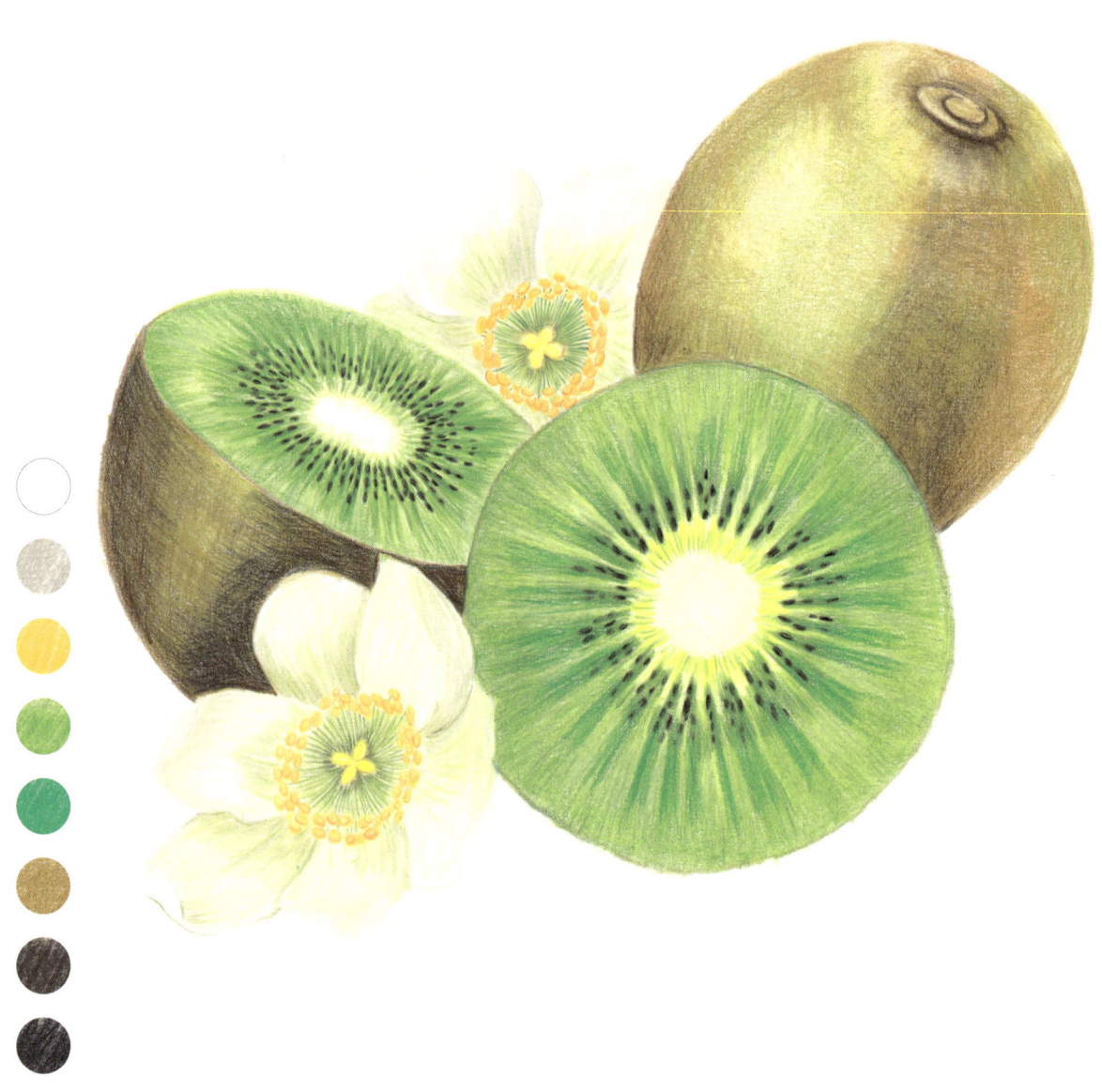

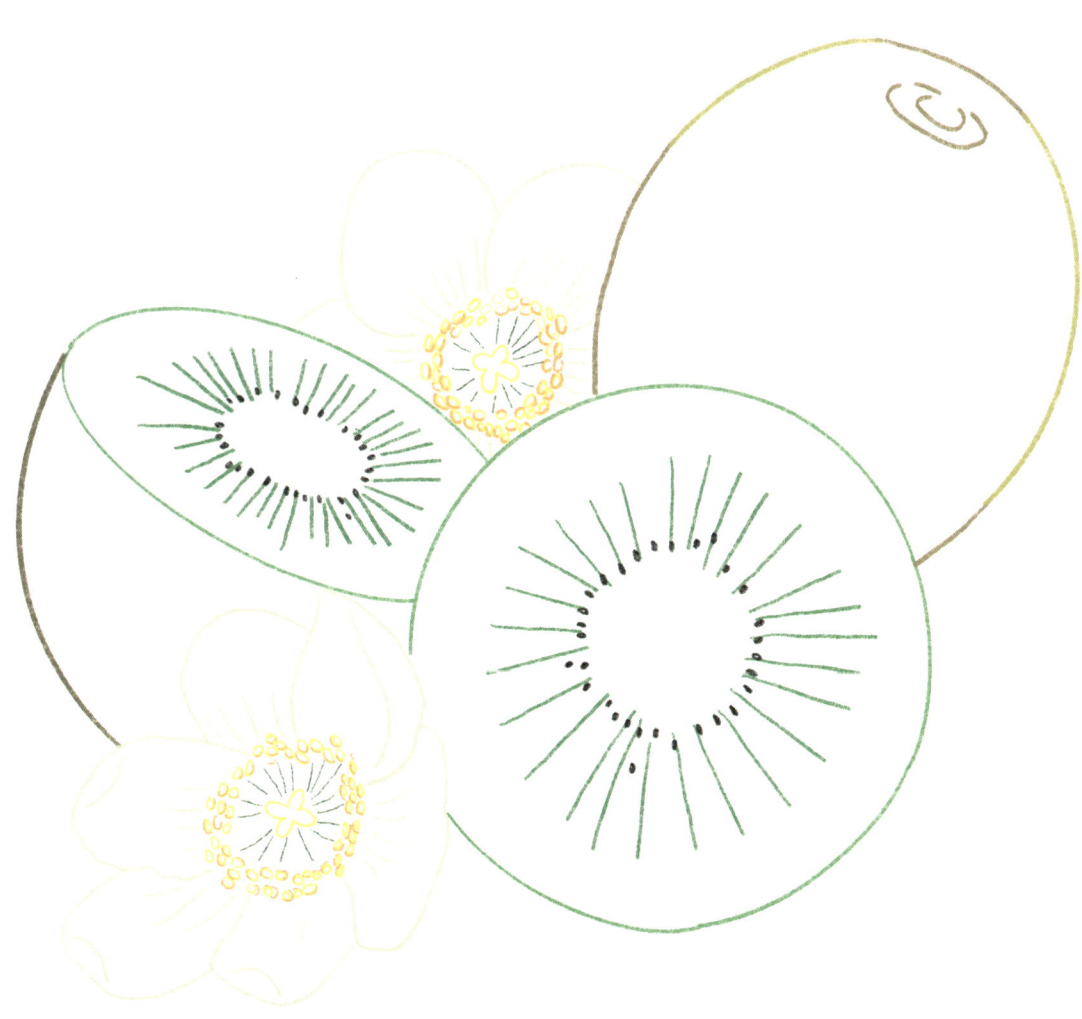

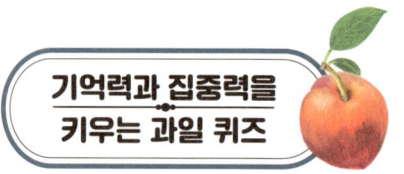

기억력과 집중력을 키우는 과일 퀴즈

과일 이름을 적어보고 그 과일에서 어떤 맛이 나는지 이야기해보세요.

예 달다, 시다, 쓰다, 새콤달콤하다, 싱겁다, 떫다.

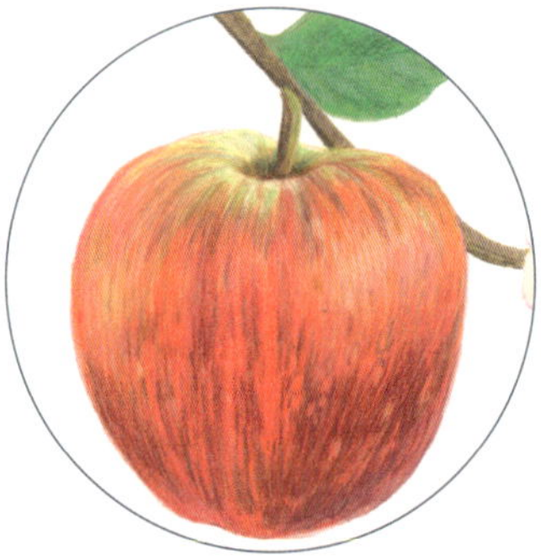

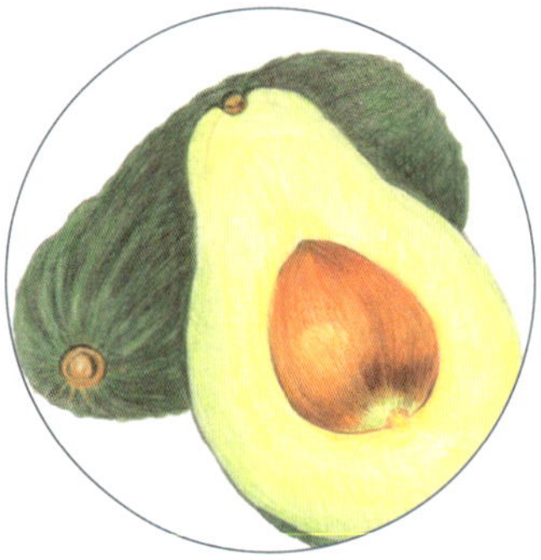

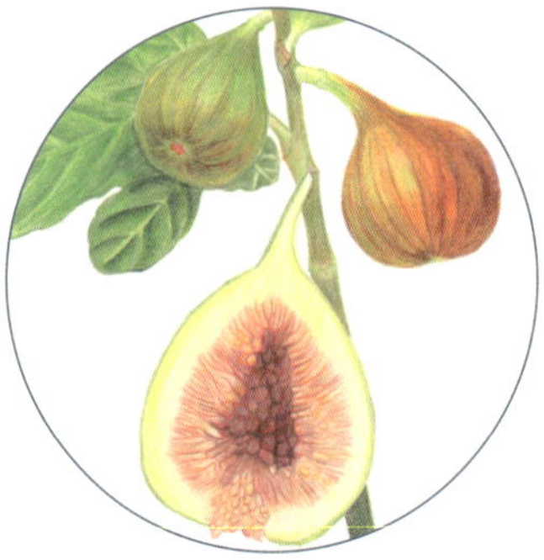

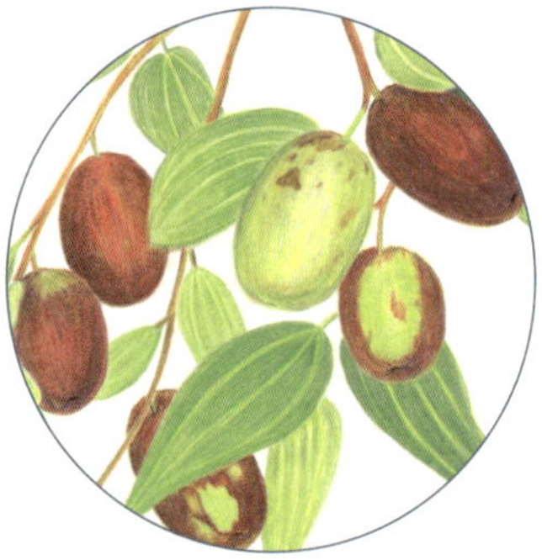

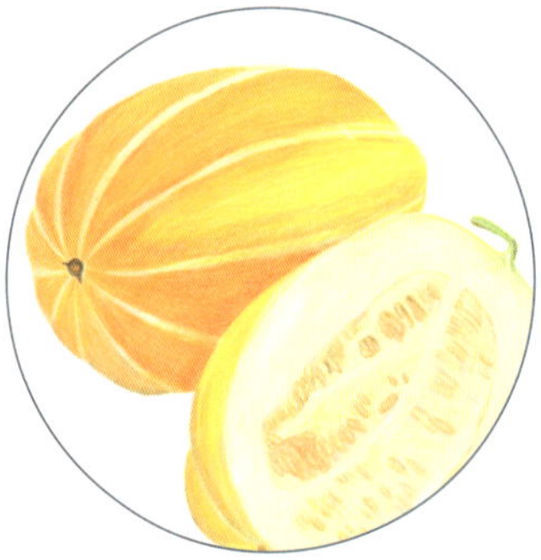

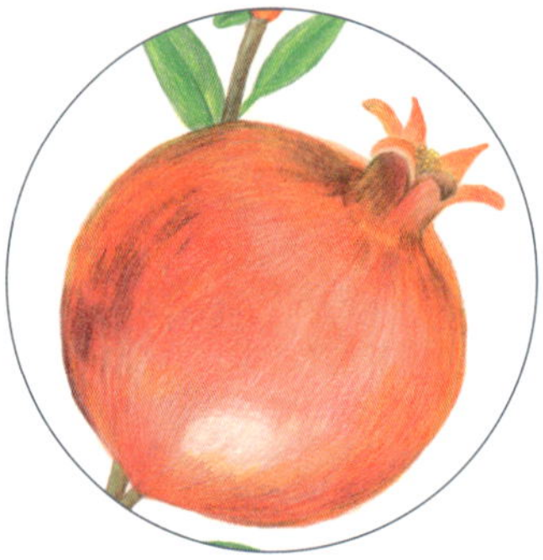

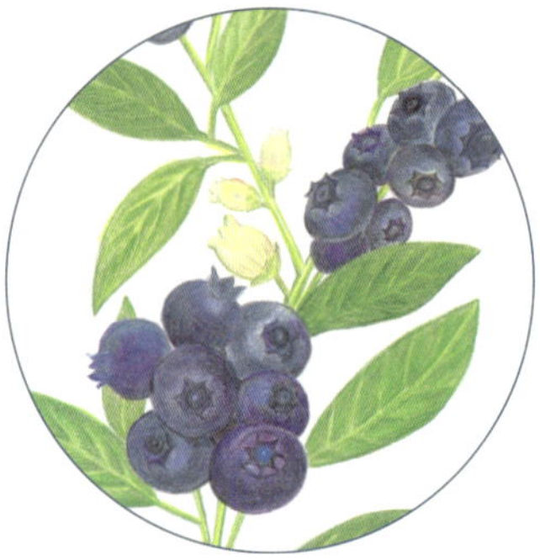

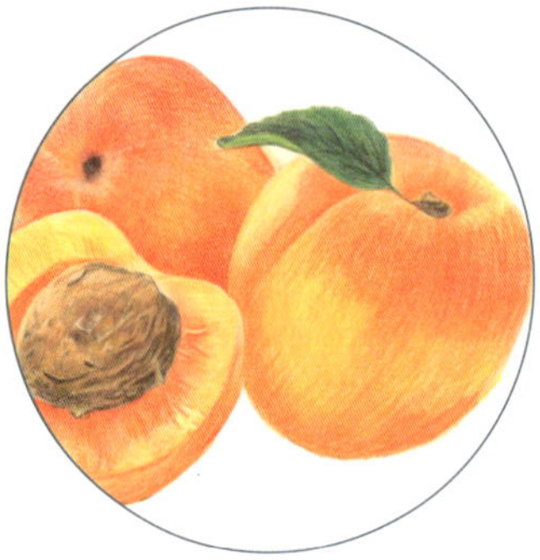

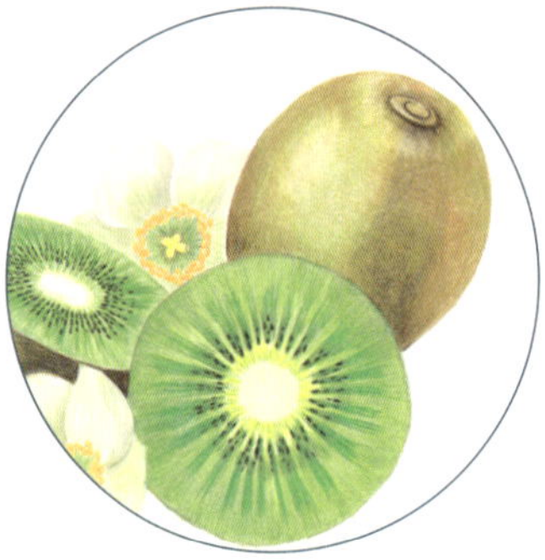

기억력과 집중력을 키우는 과일 퀴즈

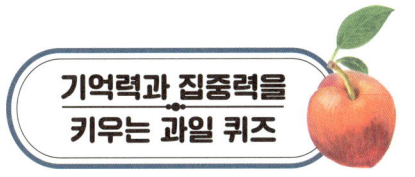

과일을 반으로 자르면 어떤 모양일까요? 과일과 단면을 알맞게 연결해보세요.

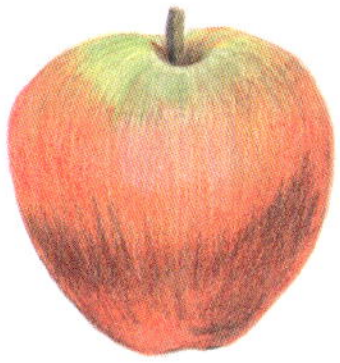

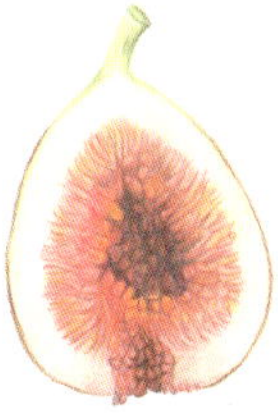

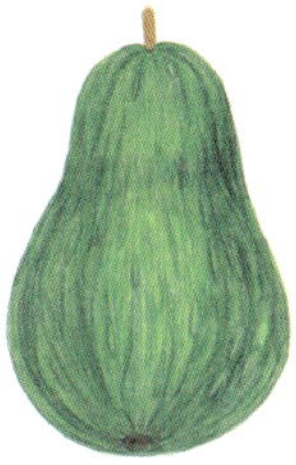

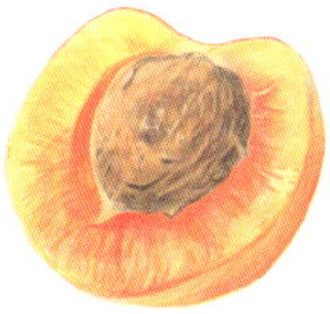

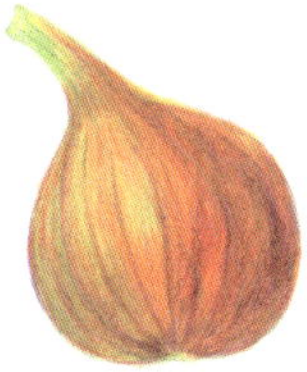

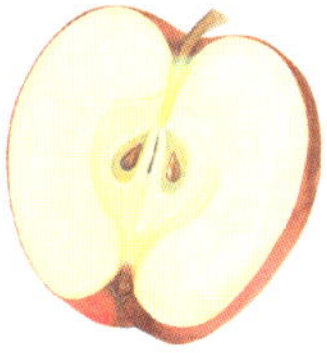

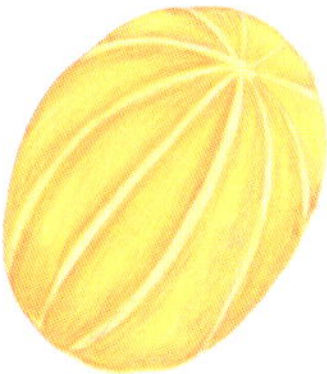

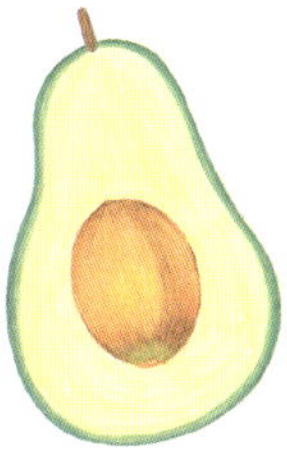

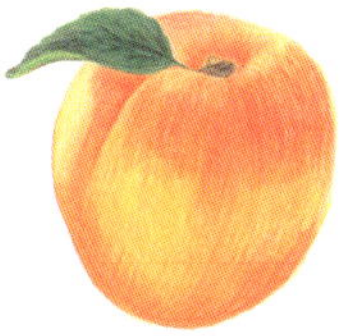

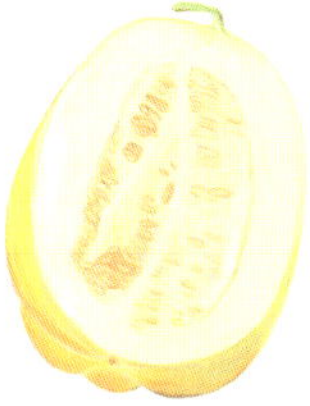

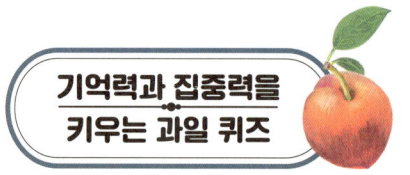

기억력과 집중력을 키우는 과일 퀴즈

사과 미로 속을 지나, 눈 건강에 좋은 블루베리를 찾아가 보세요.

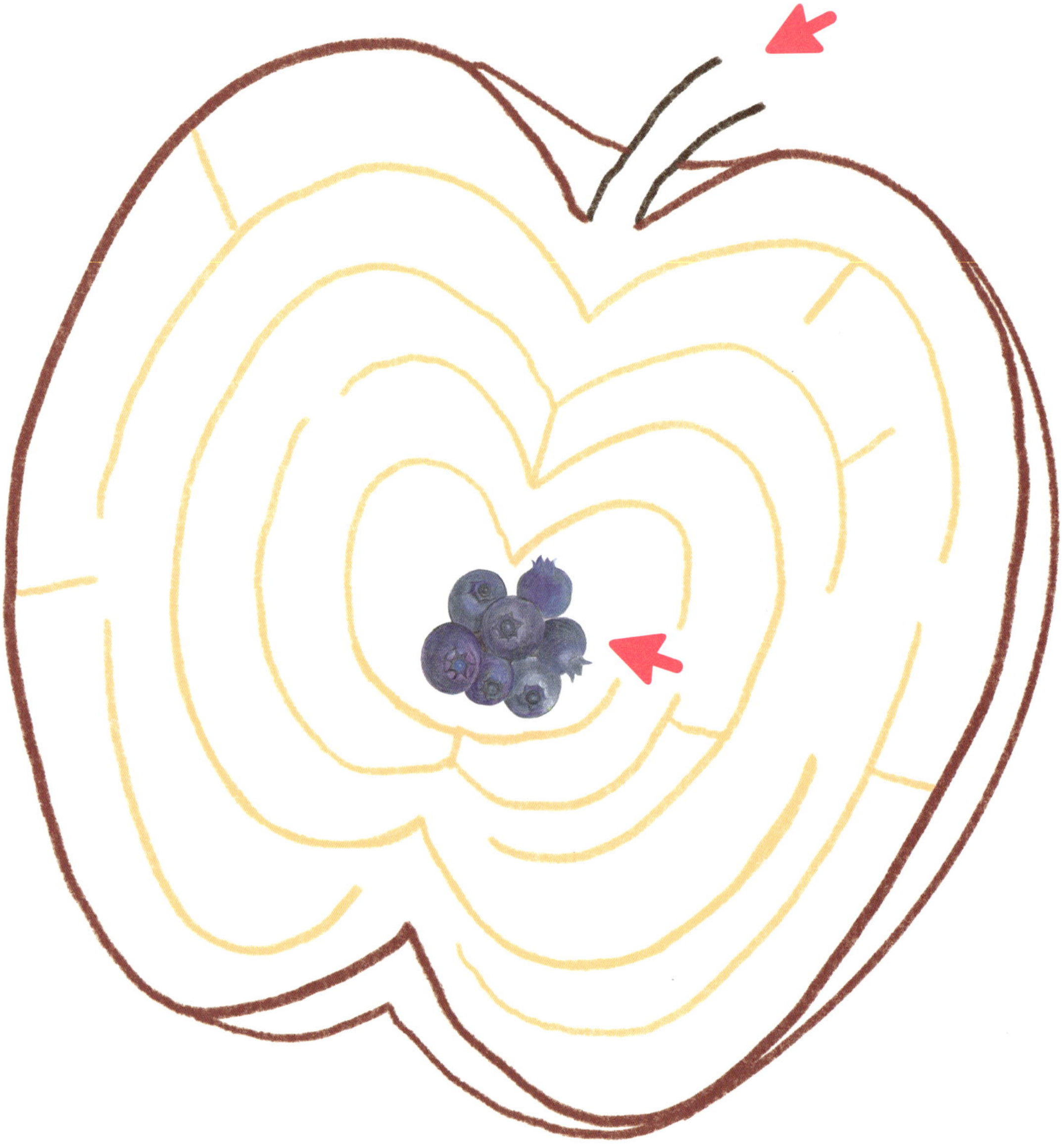

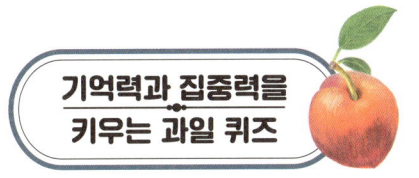

기억력과 집중력을 키우는 과일 퀴즈

바구니에 담긴 과일을 점선을 따라 그려보고, 원하는 색으로 칠해보세요.

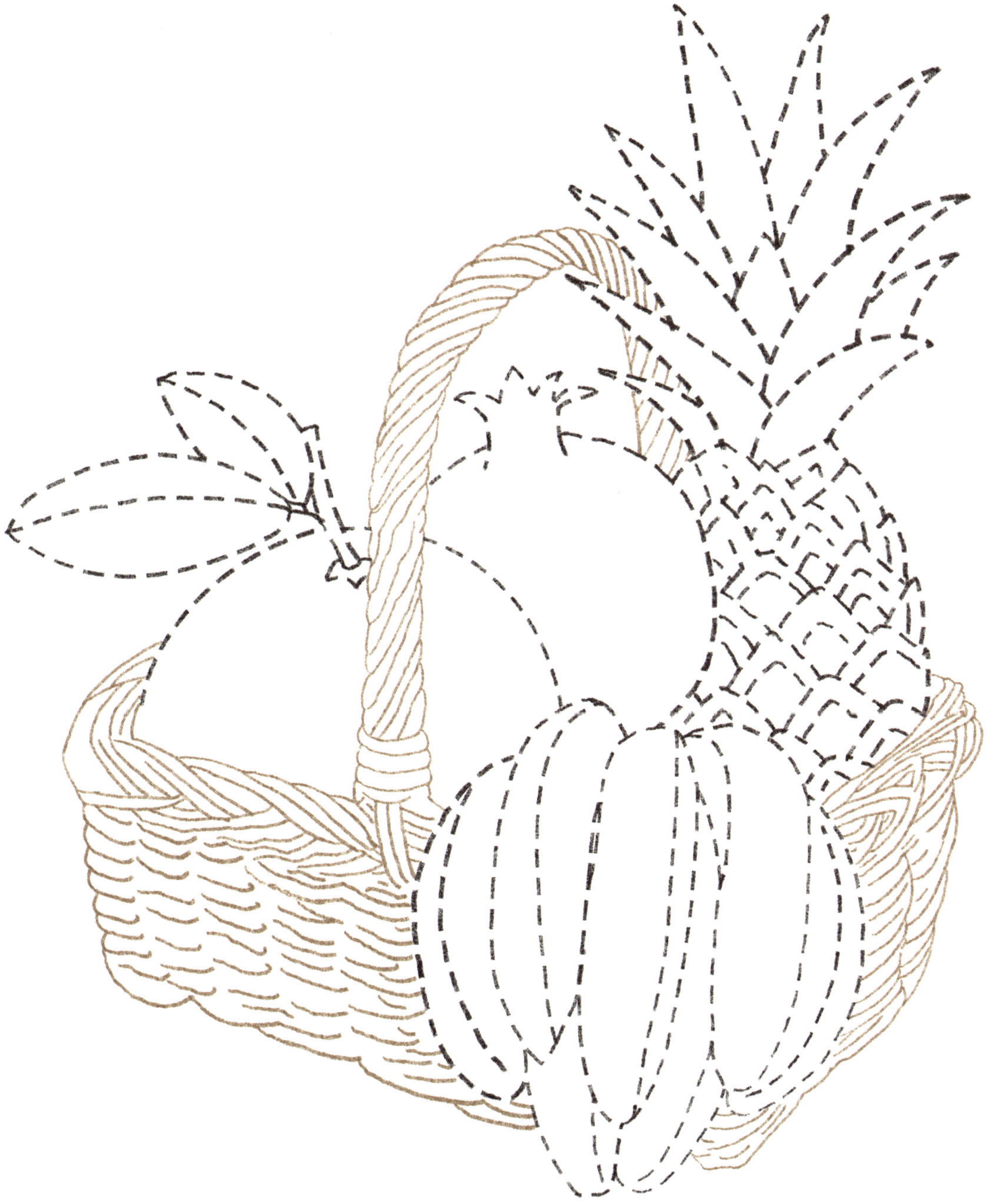

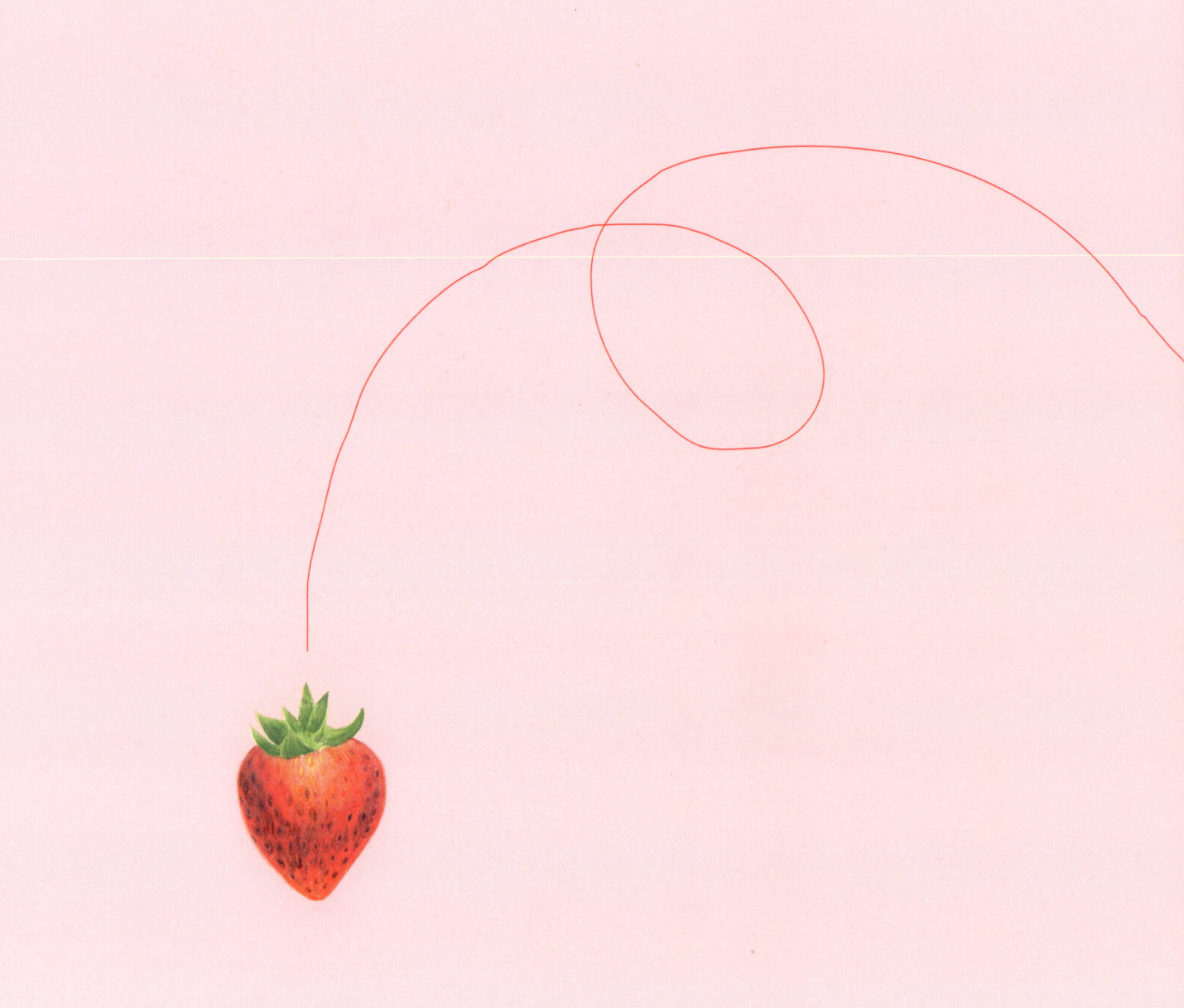

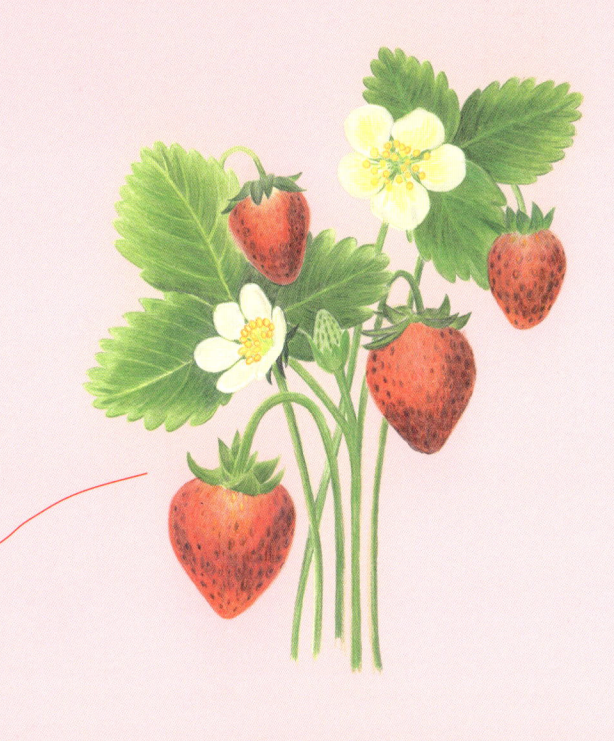

벗은 설움에서 반갑고
님은 사랑에서 좋아라.
딸기꽃 피어서 향기로운 때를
고초의 붉은 열매 익어가는 밤을
그대여, 부르라, 나는 마시리.

김소월 〈님과 벗〉

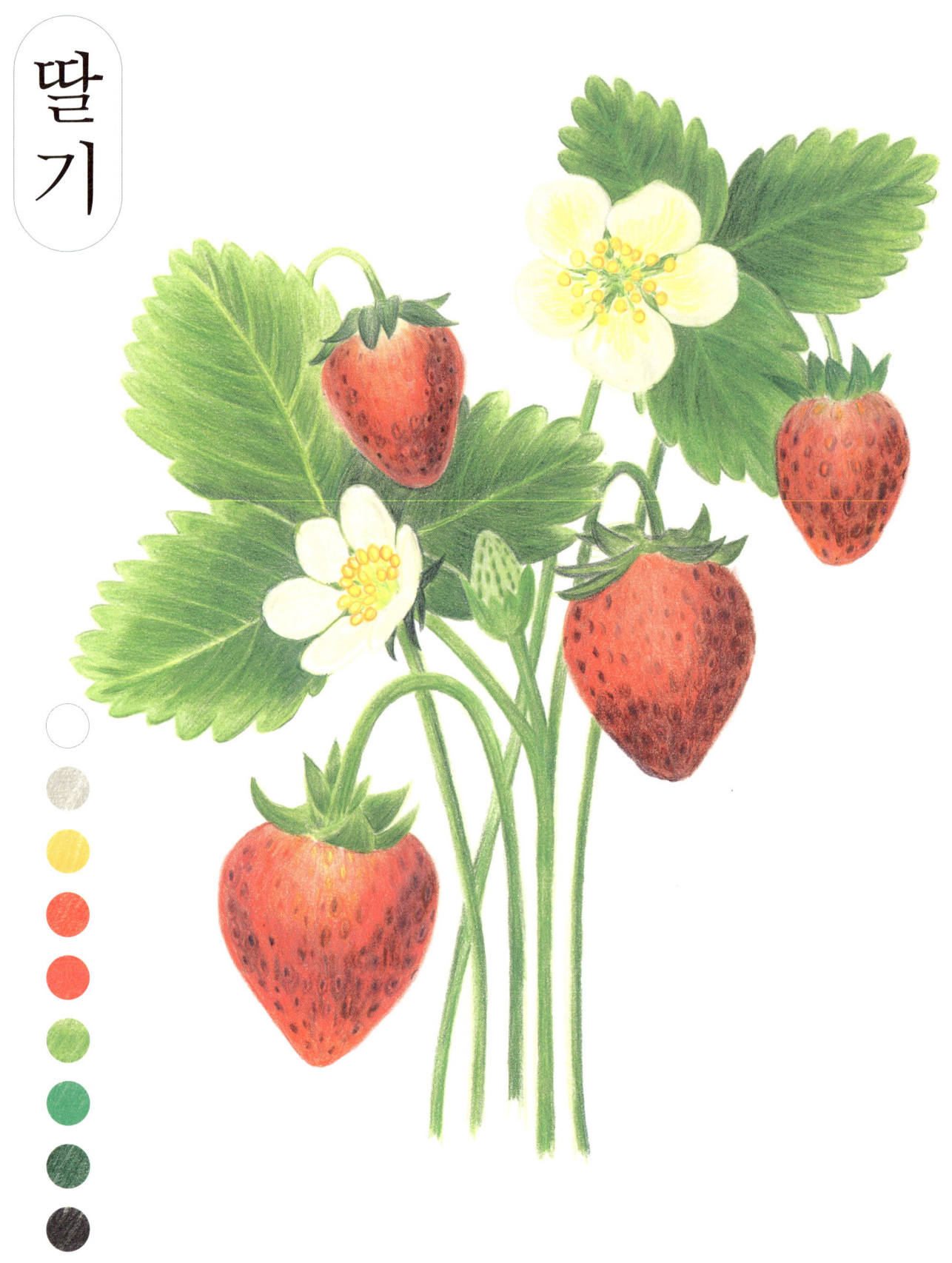

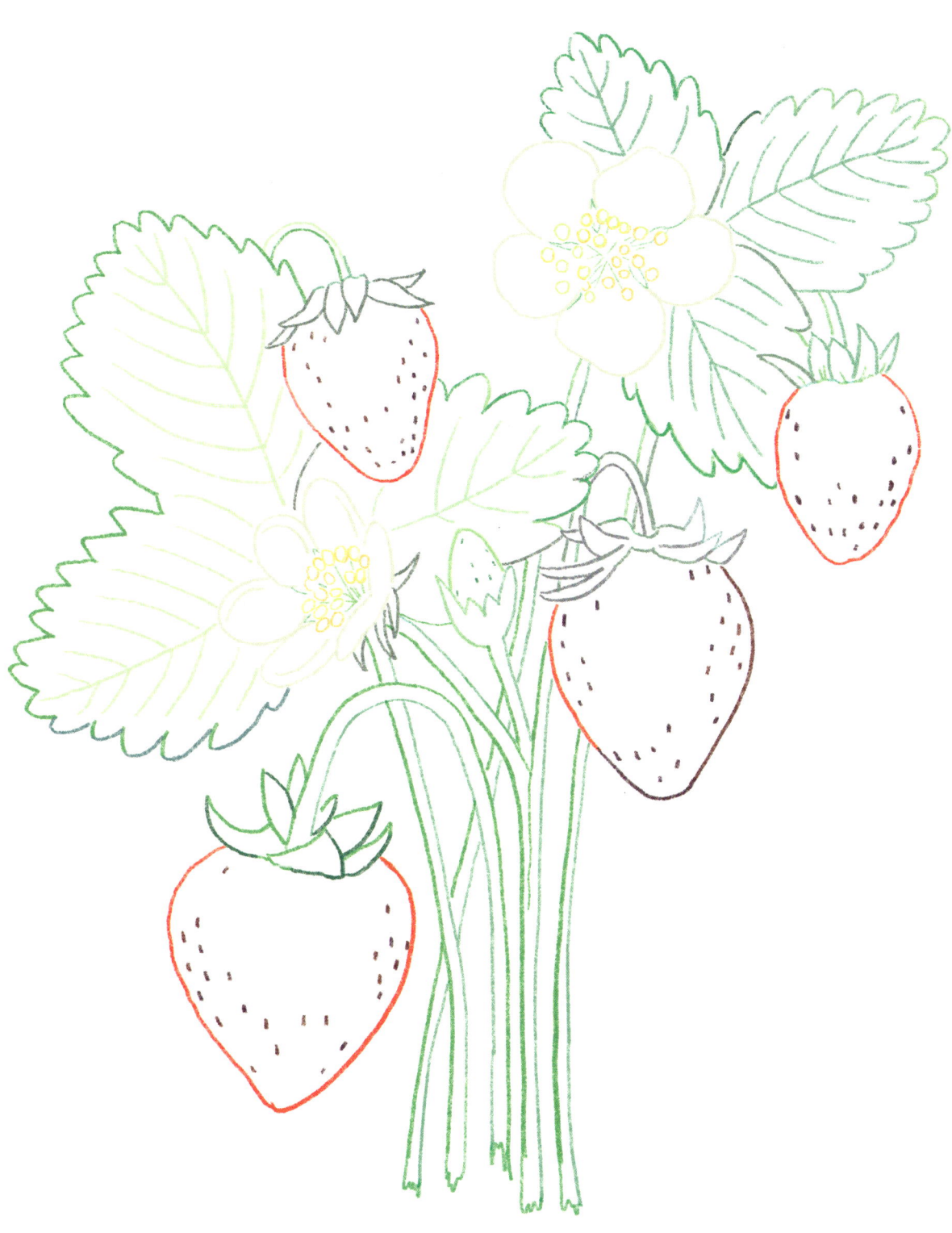

복분자

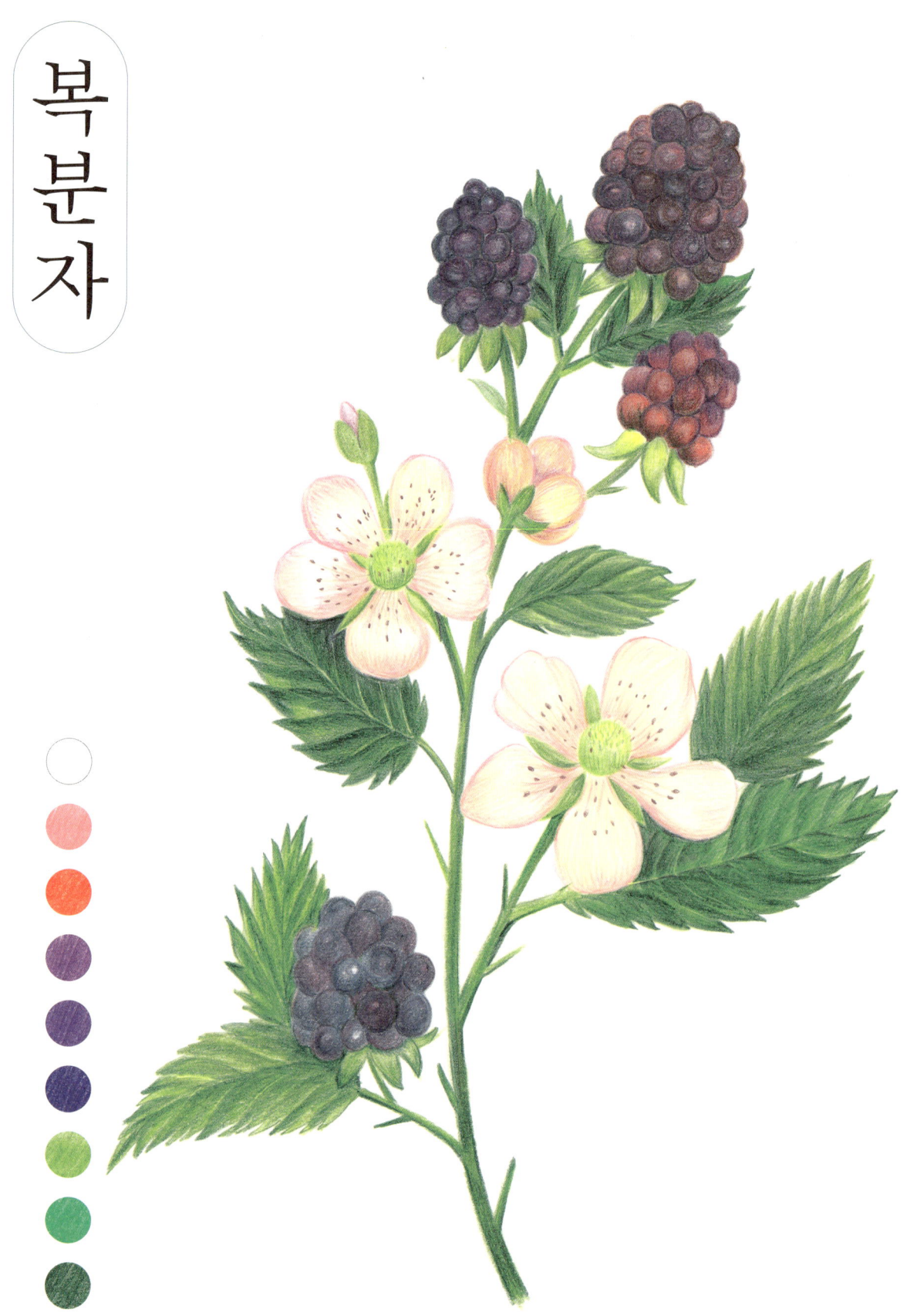

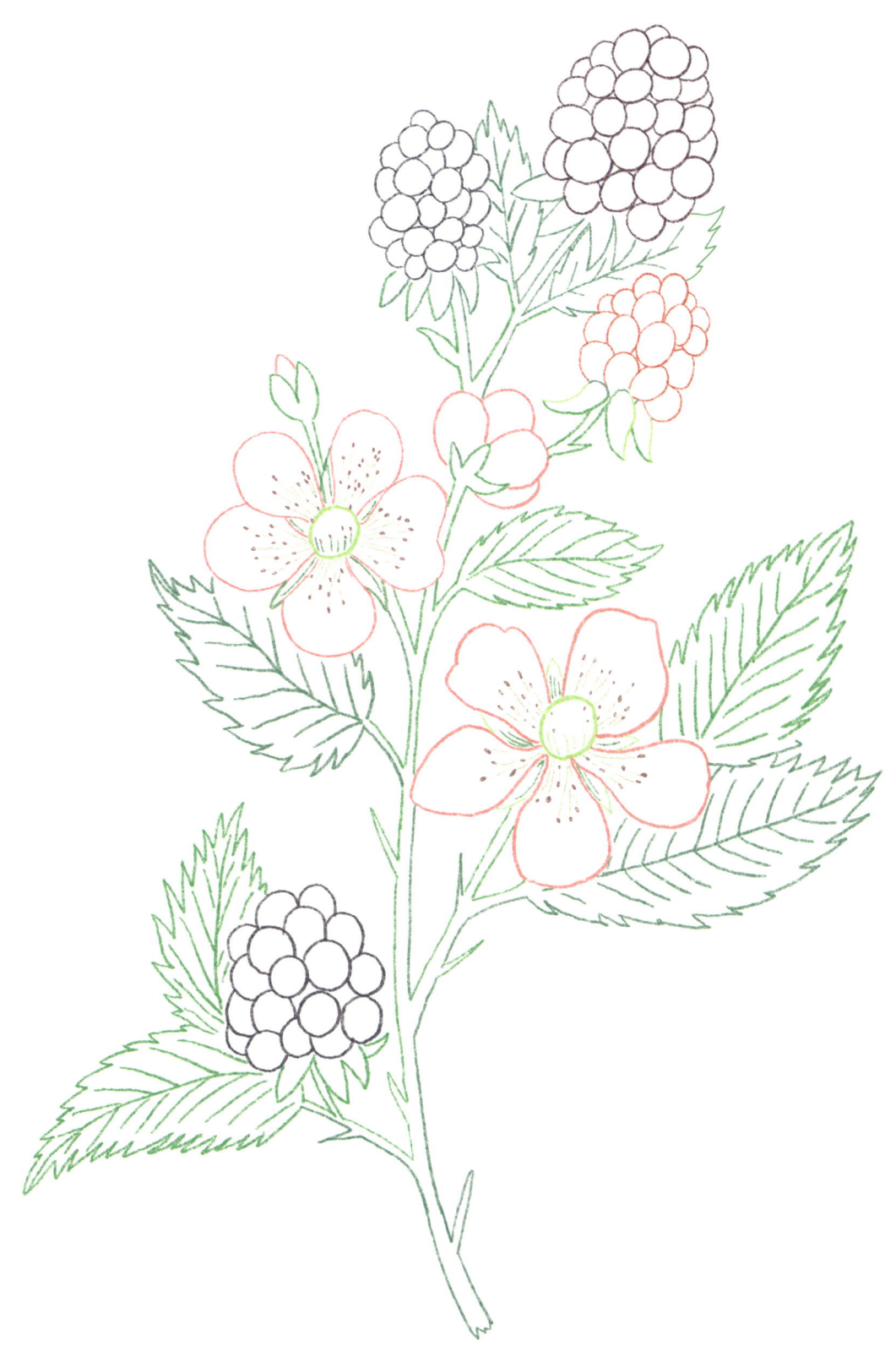

레몬

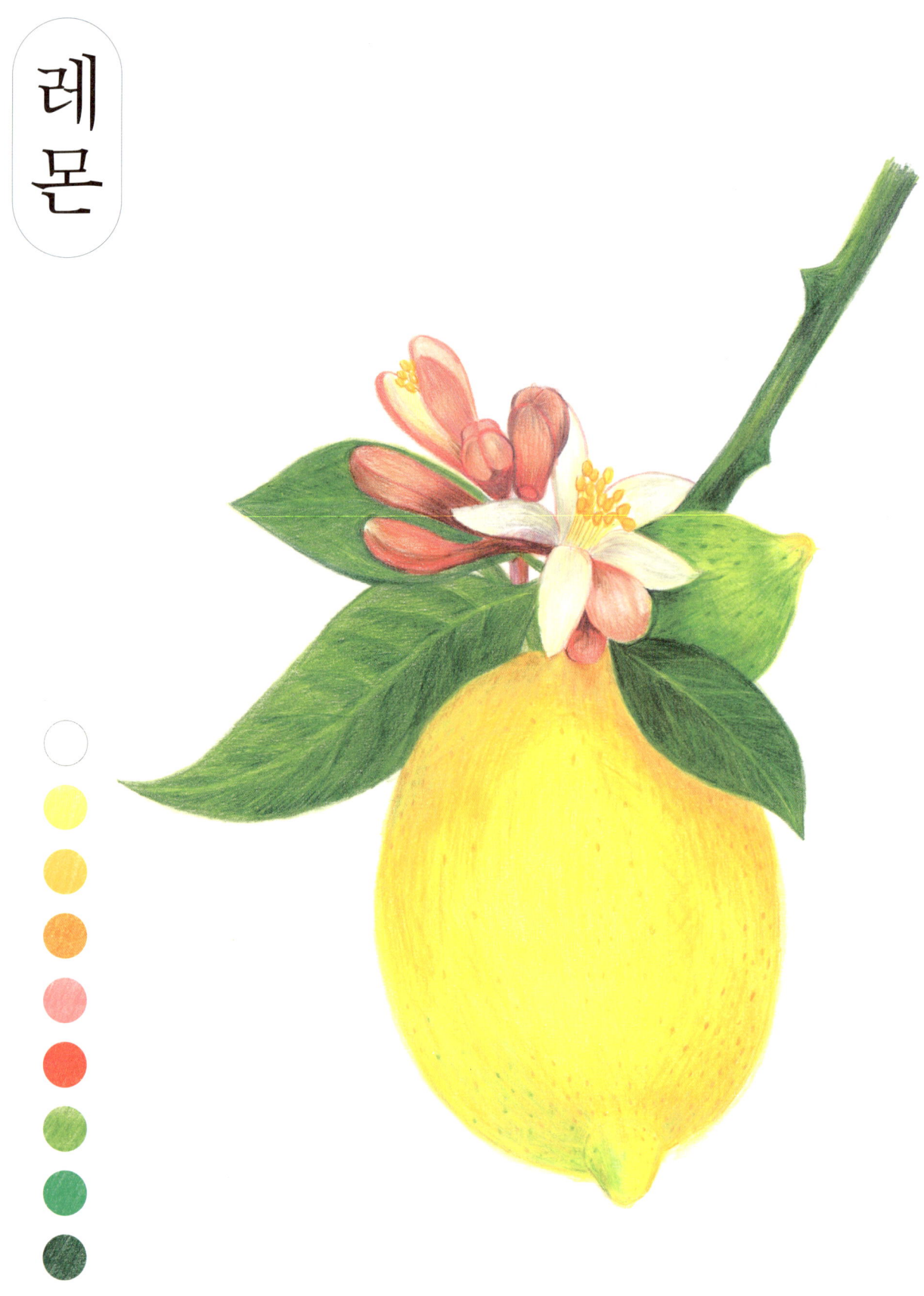

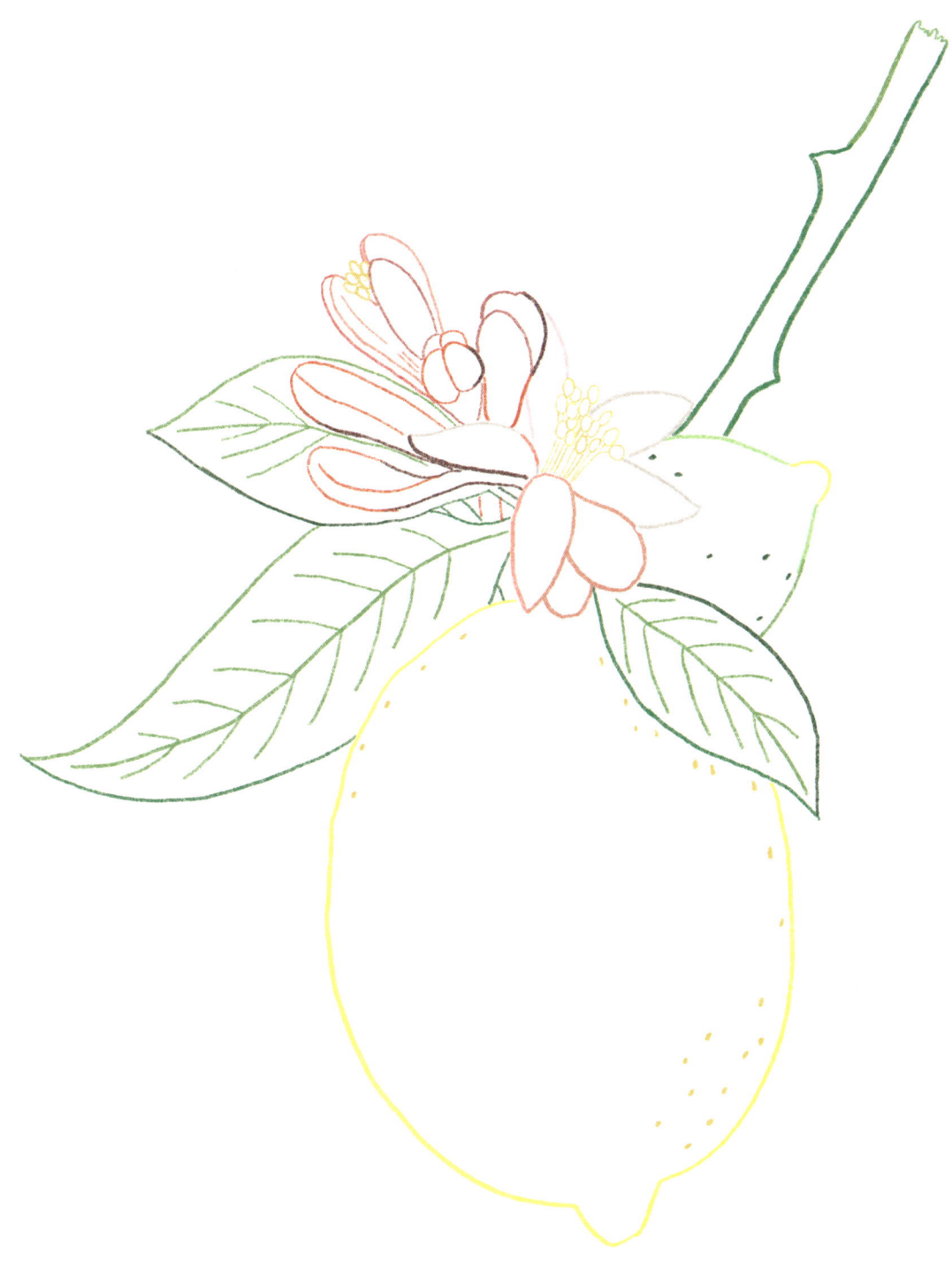

자두

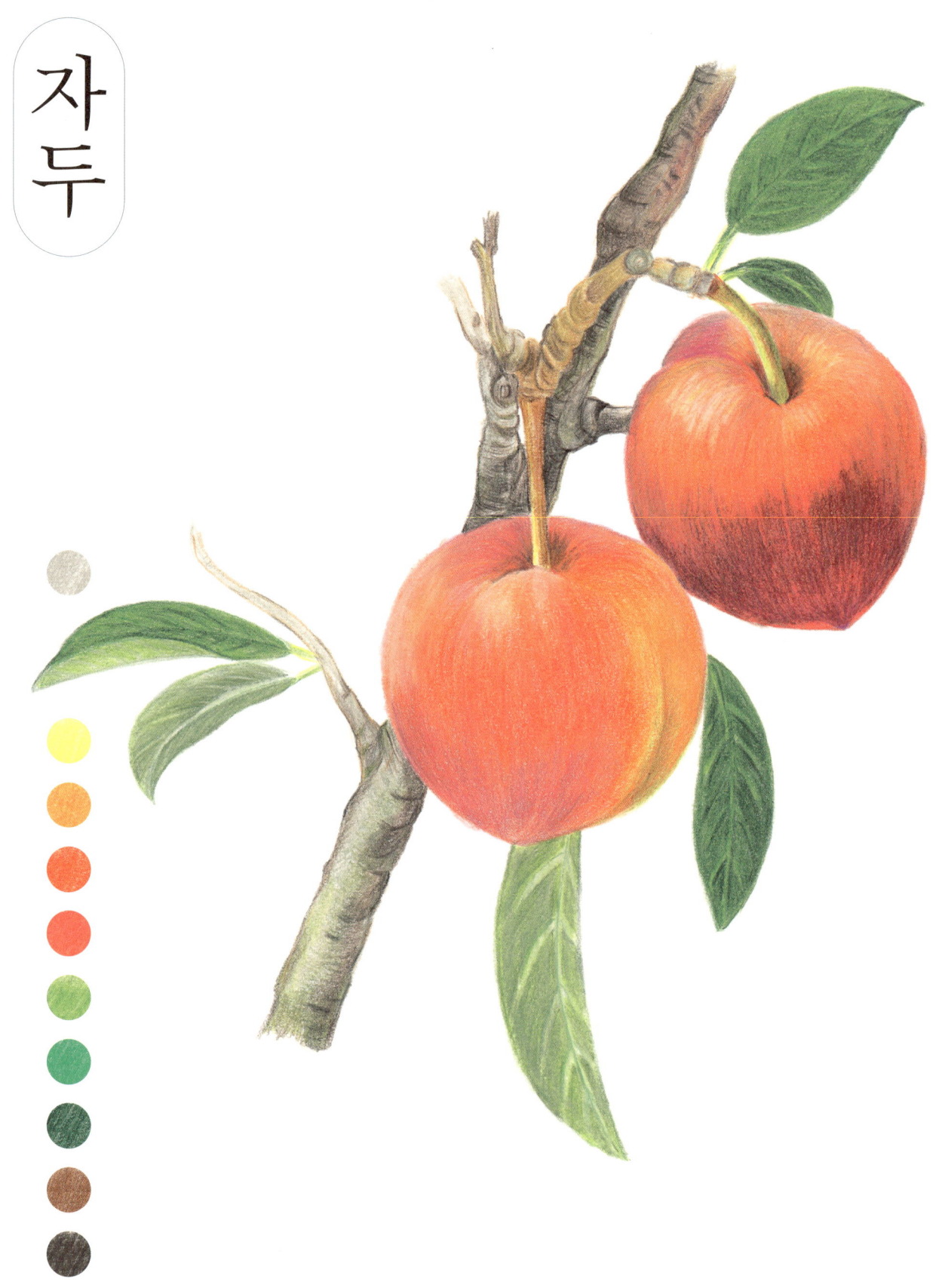

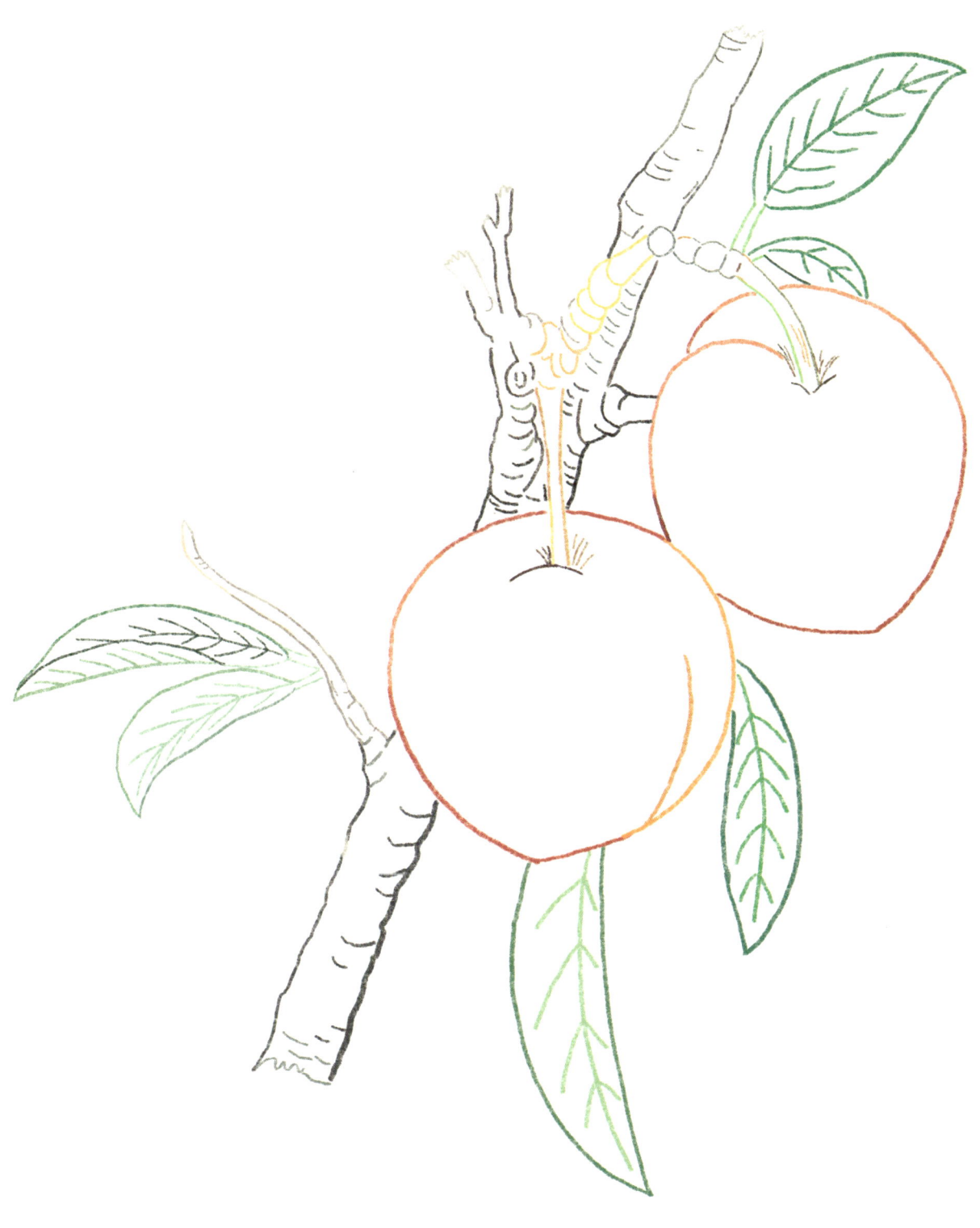

멜론

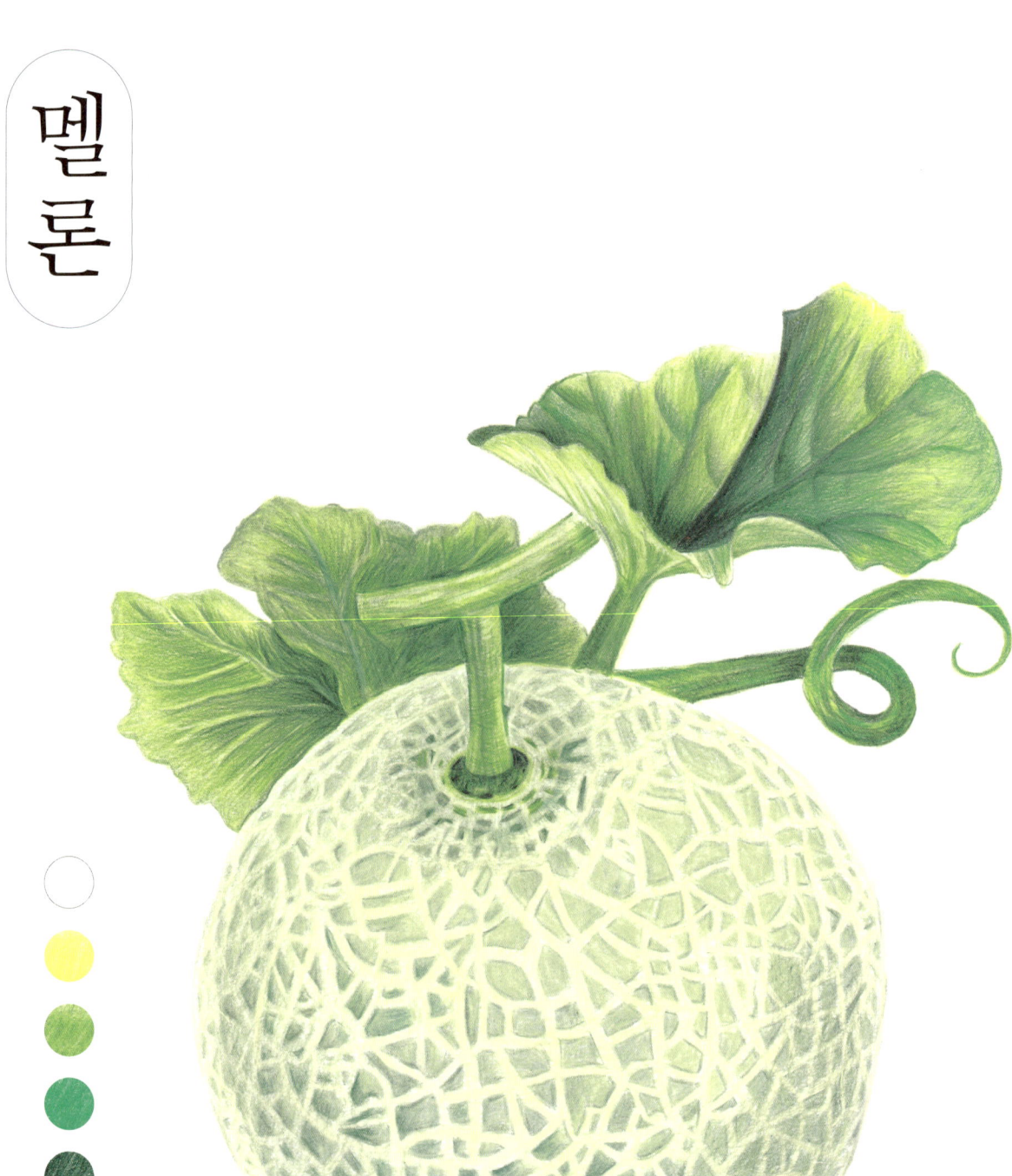

도움말 흰색과 연두색을 섞으면 연한 연둣빛을 표현할 수 있어요.

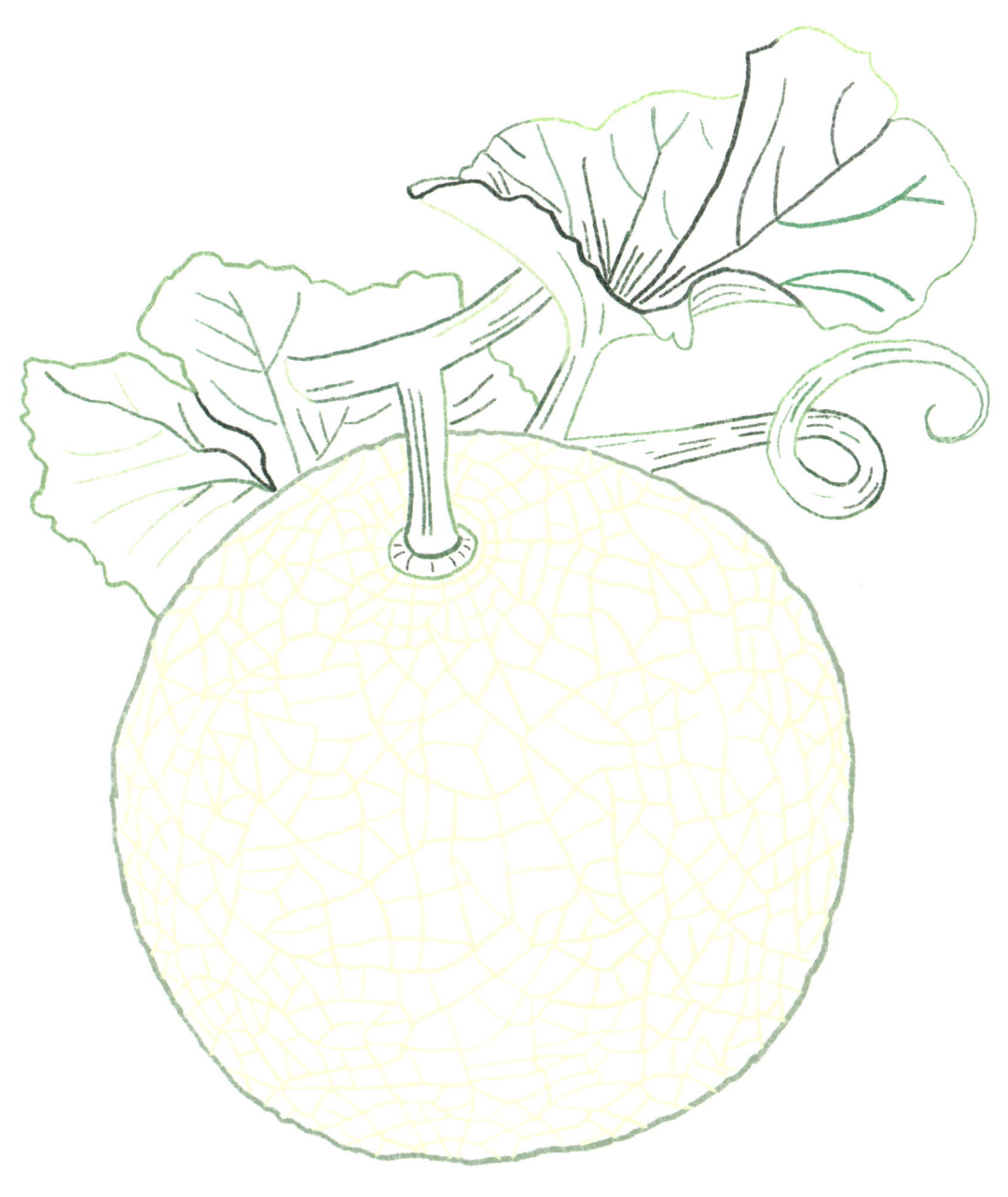

체리

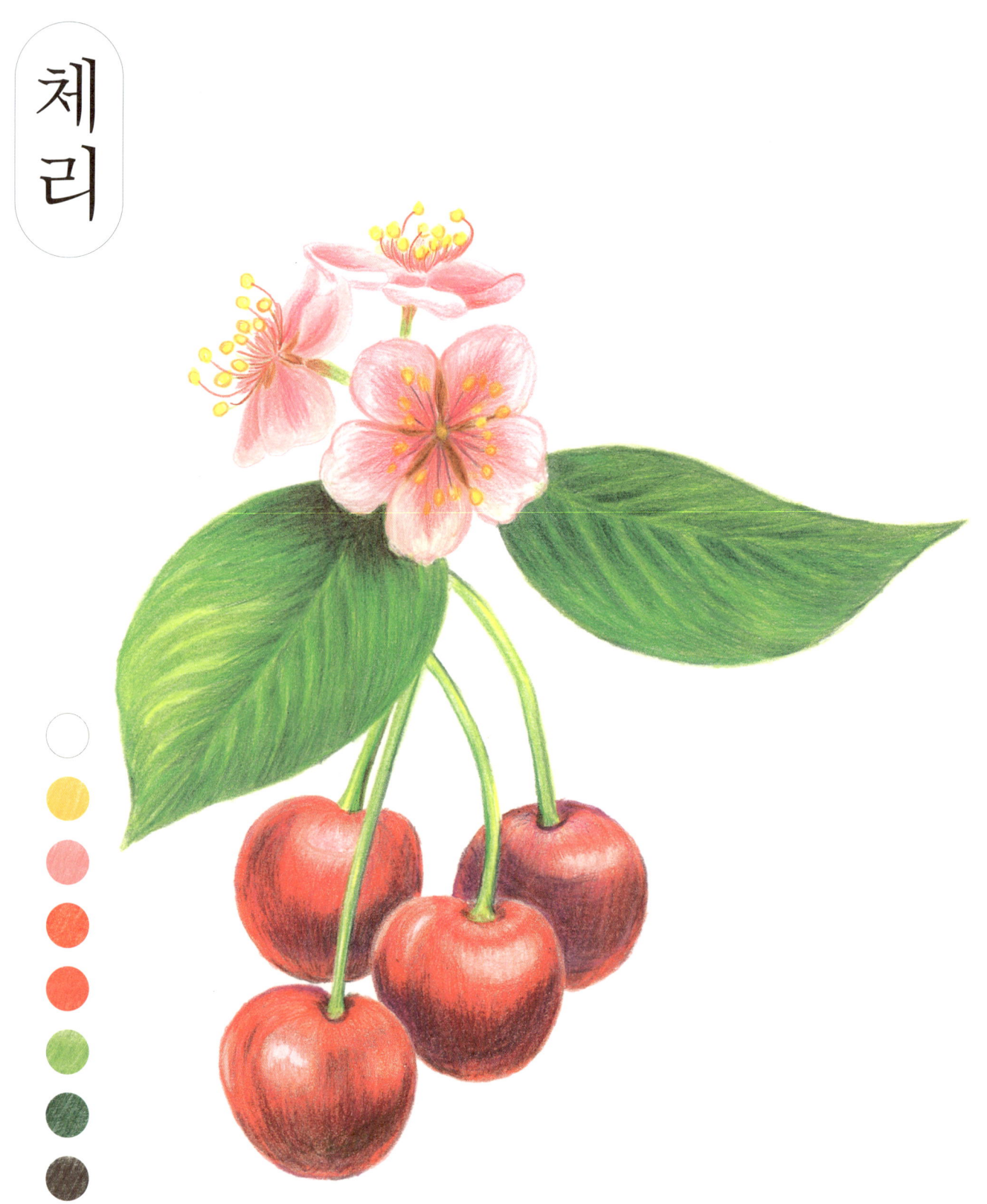

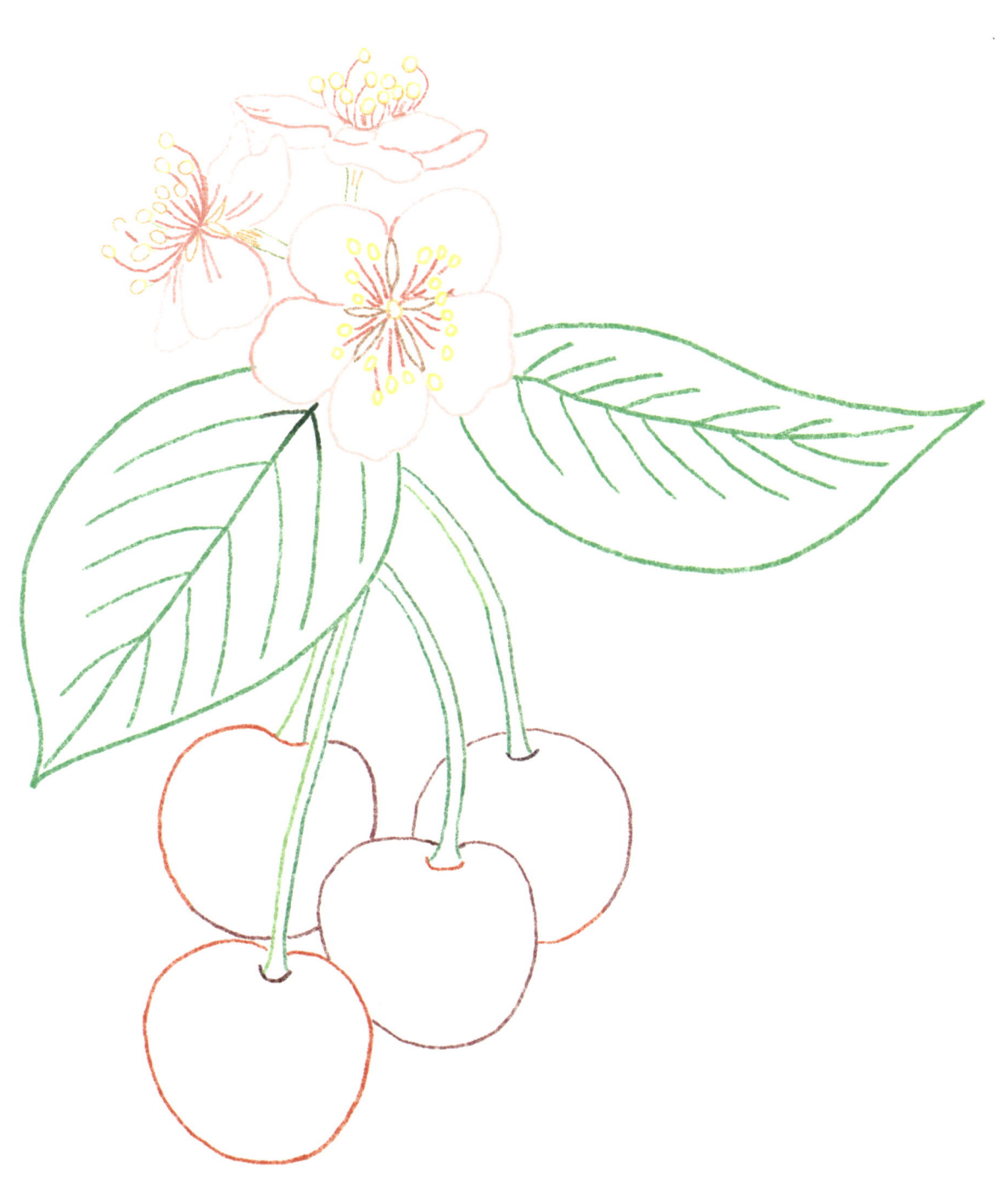

파인애플

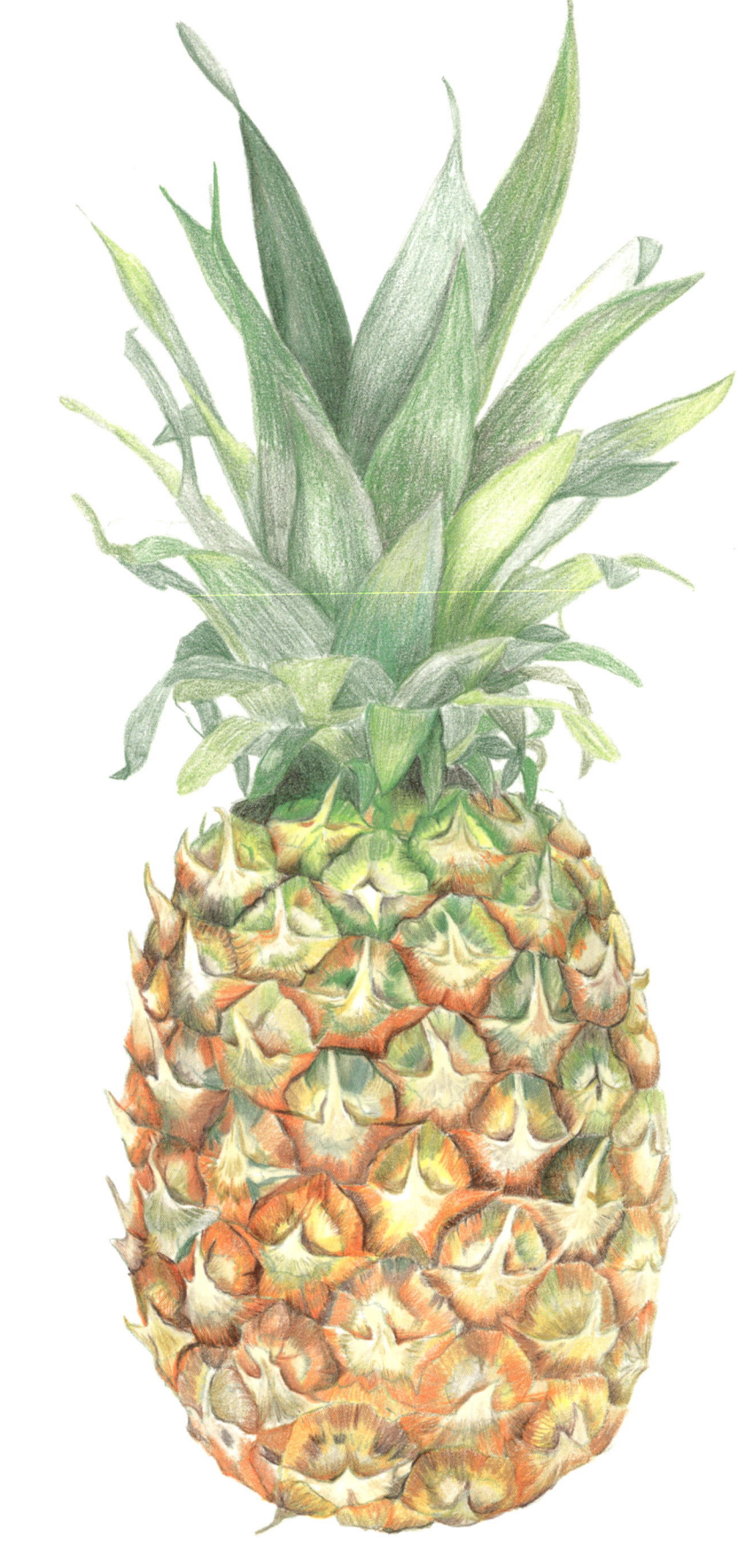

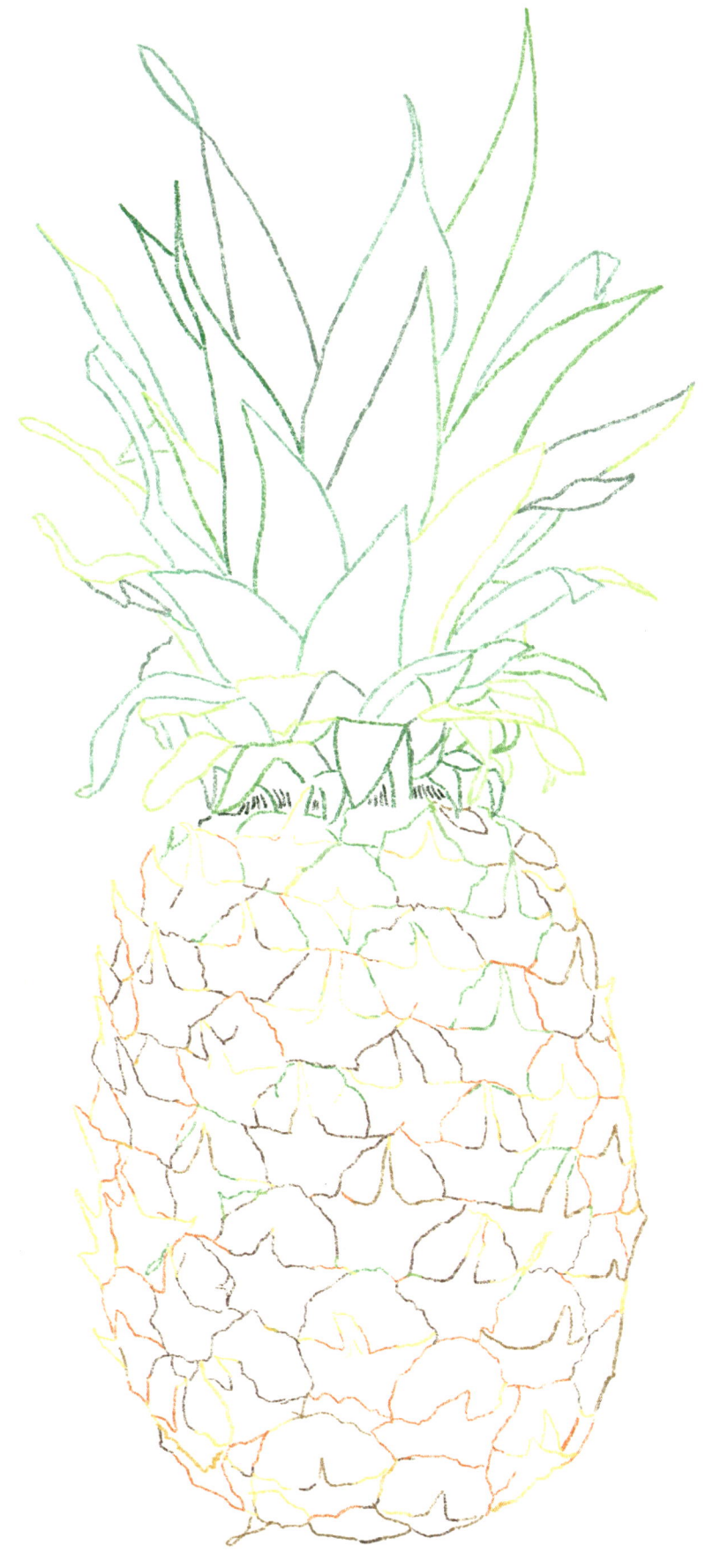

과일바구니

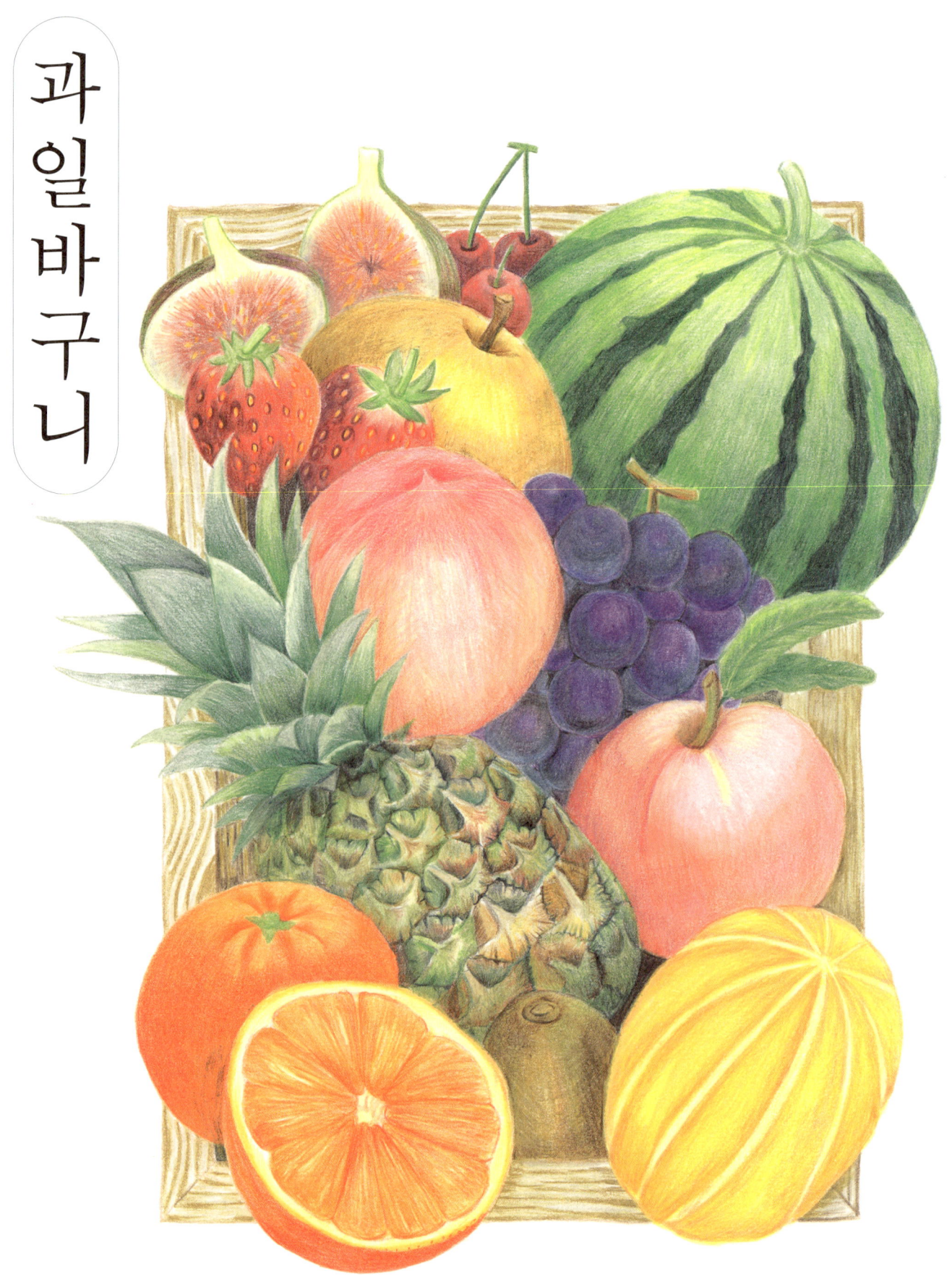

지금까지 연습한 과일들을 다양한 색으로 칠해보세요.

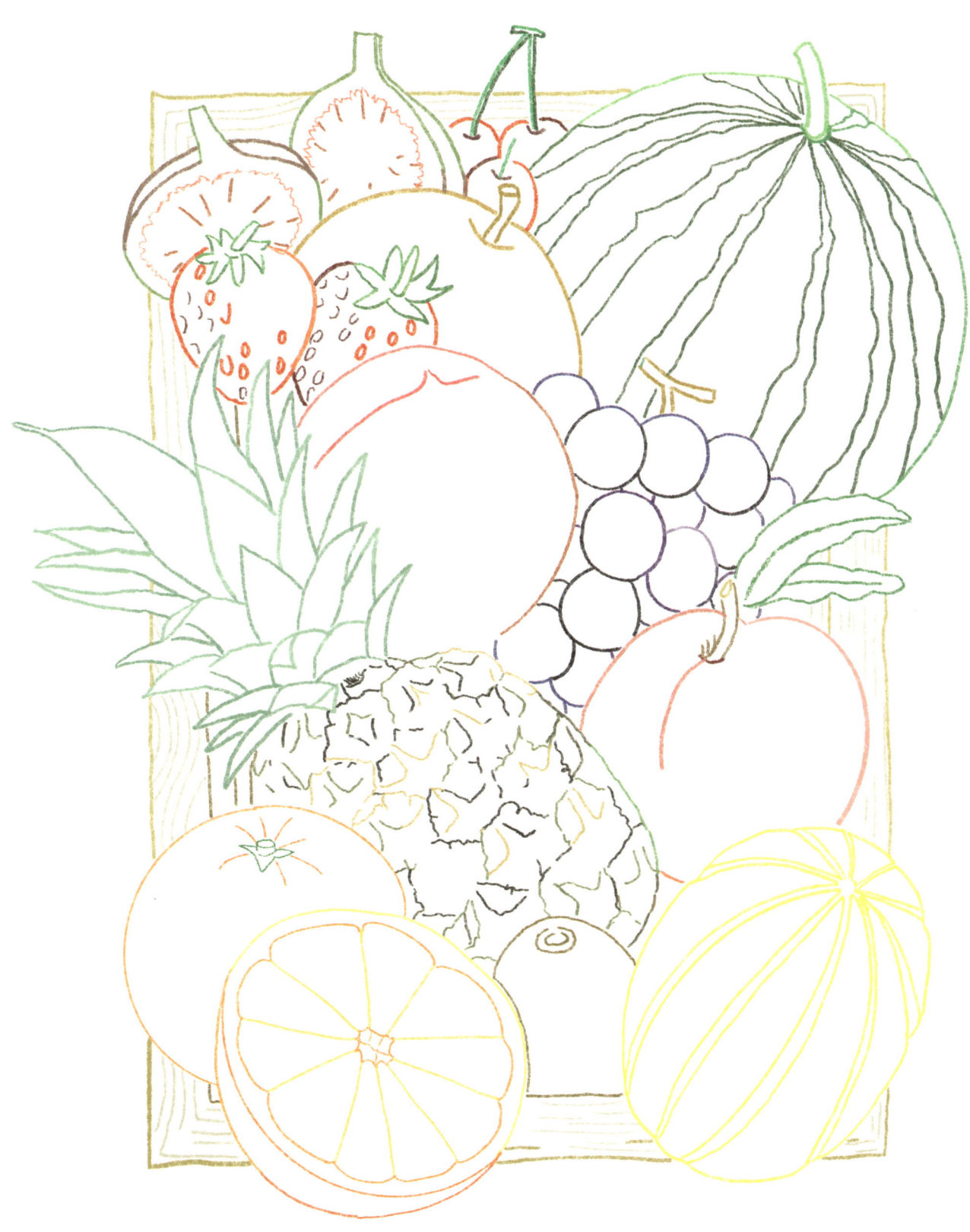

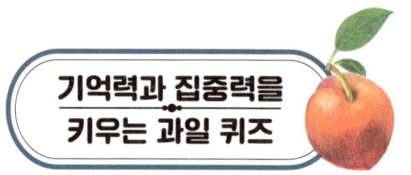

기억력과 집중력을 키우는 과일 퀴즈

과일 이름을 적어보고 그 과일에서 어떤 맛이 나는지 이야기해보세요.

예 달다, 시다, 쓰다, 새콤달콤하다, 싱겁다, 떫다.

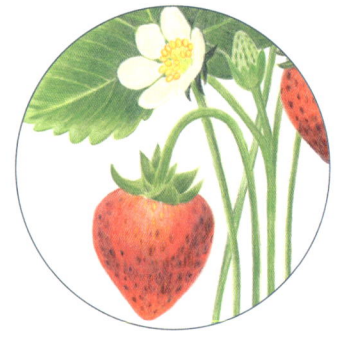
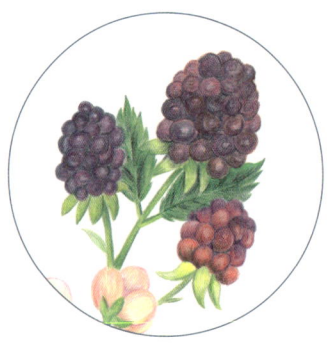
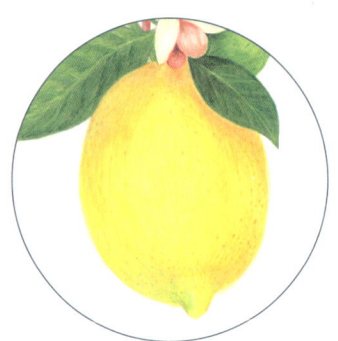

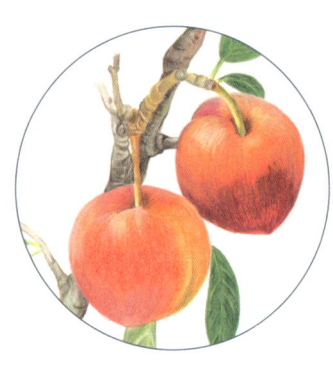
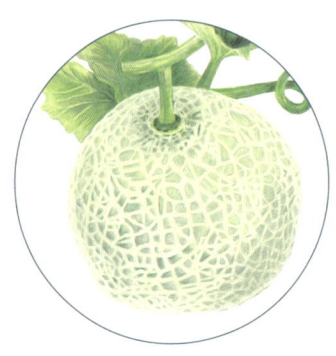
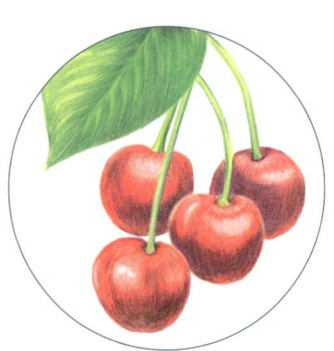

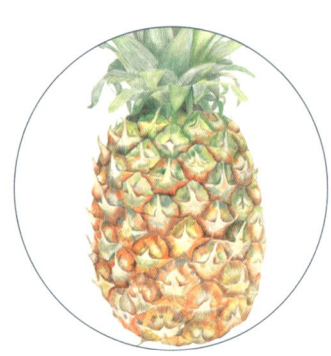

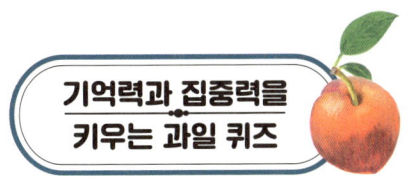

기억력과 집중력을 키우는 과일 퀴즈

과일들을 껍질 색깔에 따라 분류한 후 아래의 색깔 상자 안에 과일 이름을 적어보세요.
예로 든 과일 외에도 알고 있는 과일이 있다면 적어보세요.

예) 사과, 감, 바나나, 포도, 아보카도, 배, 딸기, 오렌지, 레몬, 복분자, 멜론, 키위

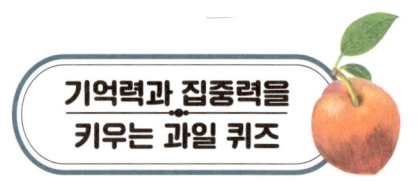

기억력과 집중력을 키우는 과일 퀴즈

파인애플 미로 속을 지나, 비타민 C가 풍부한 레몬을 찾아가 보세요.

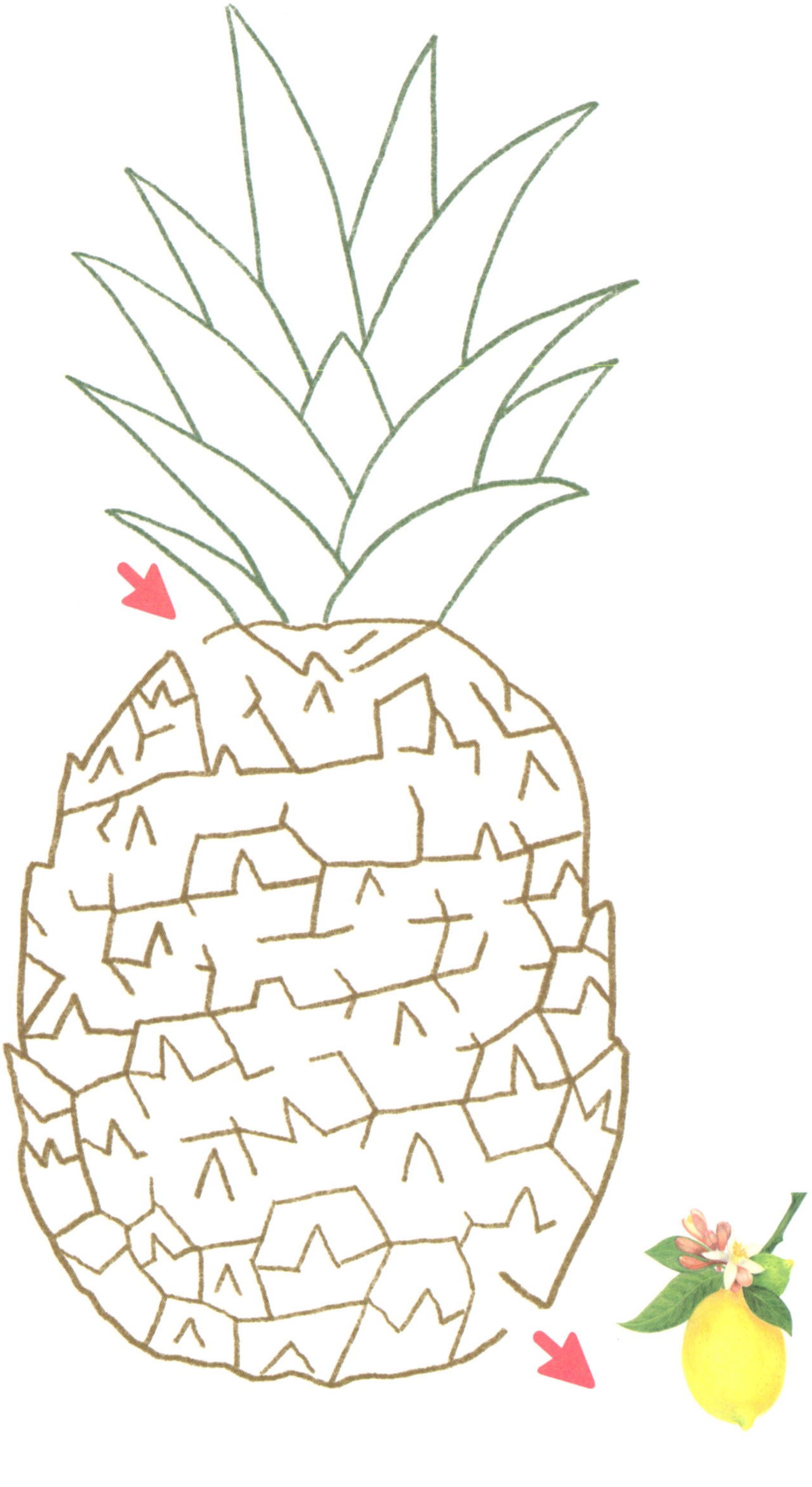

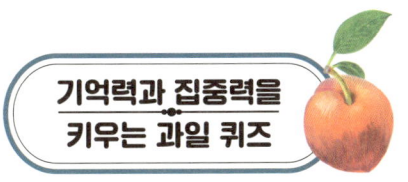

그림 속에는 맛있는 과일들이 숨어 있어요.
과일들을 모두 찾아 적어보세요. 그리고 아래의 물건들도 찾아보세요.
연필, 칼, 물고기, 가지, 붕어빵, 숟가락, 뒤집개, 상처용 밴드, 당근, 공룡

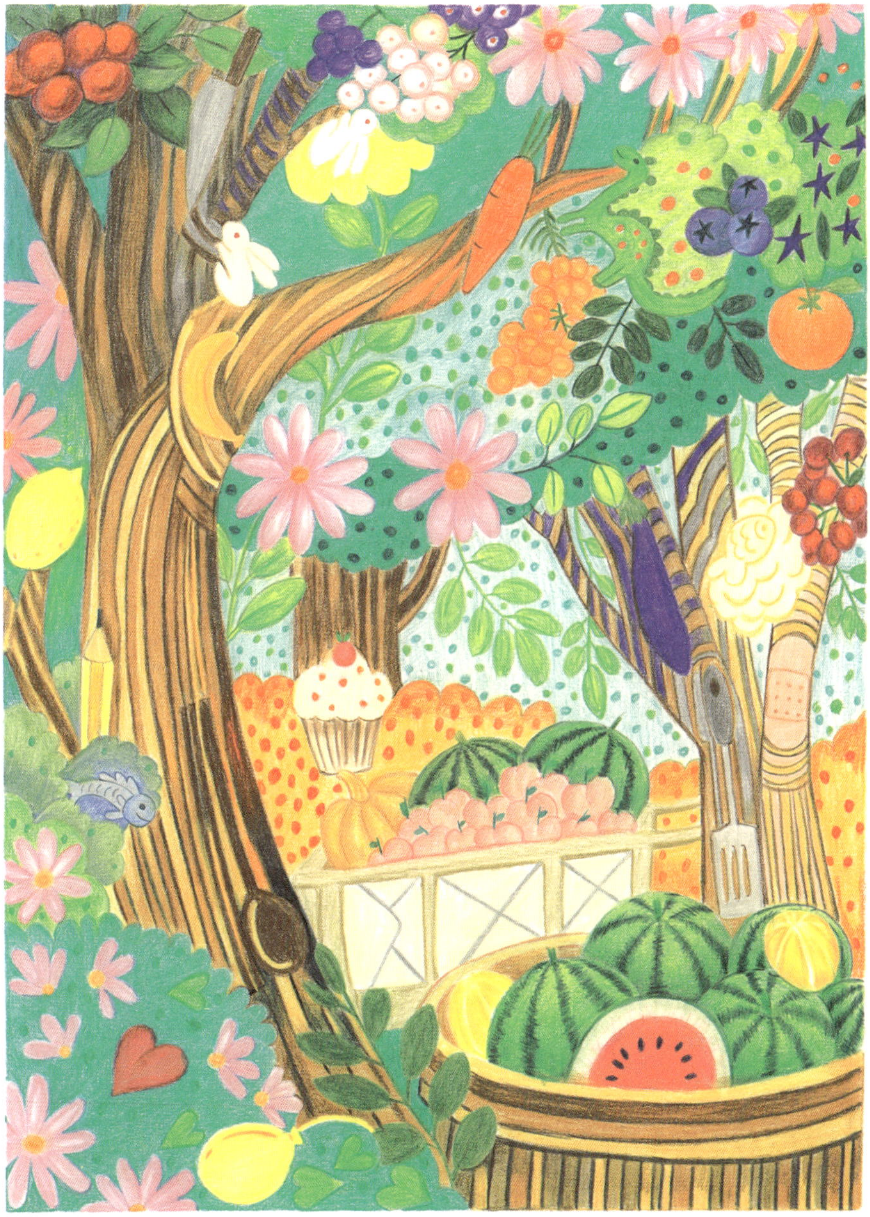

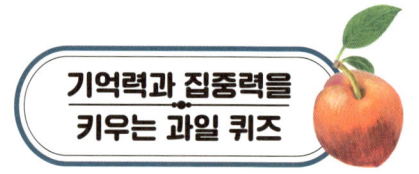

칸에 들어갈 과일 이름을 맞혀보세요.

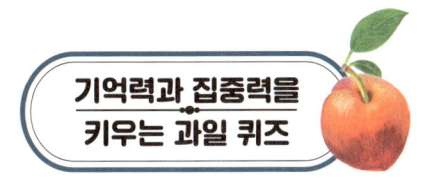

세로열쇠

1. 노란색의 향이 좋은 과일. 주로 청을 만들어 차로 마신다.
   어물전 망신은 꼴뚜기가 시키고, 과일전 망신은 ○○가 시킨다.

2. 새콤달콤한 열대과일. 지금은 우리나라에서도 재배한다.
   볶음밥이나 주스를 만들 때 재료로 쓰인다.

4. 짙은 붉은색 빛깔을 띠며 단맛, 신맛, 쓴맛, 짠맛, 매운맛 등
   다섯 가지 맛이 난다고 해서 그런 뜻의 이름이 붙었다.

5. 수박과 함께 사랑받는 여름철 과일. 껍질이 얇고 수분이 많으며 달다.
   백도와 황도가 있다.

6. 여름철 대표 과일. 이육사의 시 중에 '내 고향 칠월은 청○○가
   익어가는 시절'이라는 구절이 있다.

가로열쇠

3. 우리나라의 대표적인 가을, 겨울철 과일이며 경북 지역에서 많이 생산된다.
   '○○ 같은 내 얼굴 예쁘기도 하지요~.'라는 동요 가사에도 등장한다.

5. '소변 줄기에 요강이 뒤집어진다'라는 뜻을 가지고 있어 스태미나에 좋다고
   알려진 과일. 산딸기와 비슷하며 엑기스나 잼으로 먹으며 술로 담그기도 한다.

7. 최근 건강에 좋다고 알려지면서 우리나라에서 인기가 많은 과일.
   단백질과 지방이 많고 멕시코가 주 생산지이며 덮밥이나 주스,
   음식의 소스 등으로 사용된다.

정답

34쪽-37쪽

감, 바나나, 복숭아, 수박, 모과, 배, 오미자, 오렌지, 포도

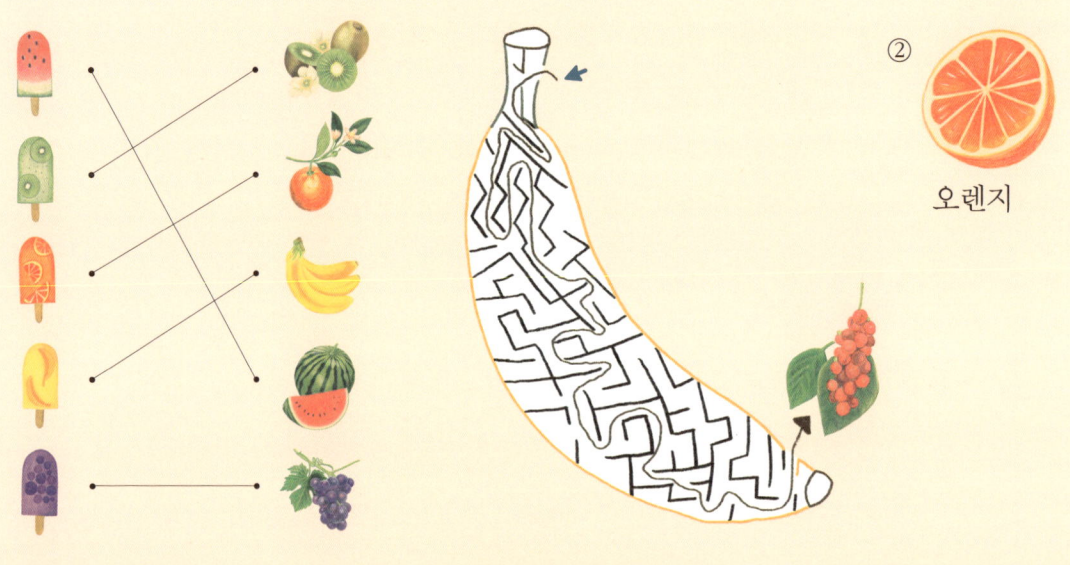

② 오렌지

58쪽-61쪽

사과, 아보카도, 무화과, 대추, 참외, 석류, 블루베리, 살구, 키위

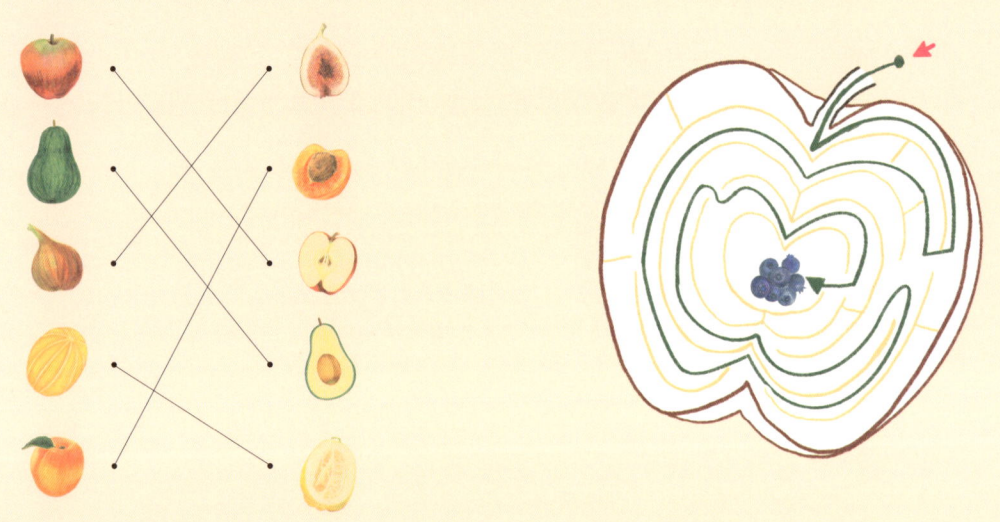

80쪽-85쪽

딸기, 복분자, 레몬, 자두, 멜론, 체리, 파인애플

빨간색 사과, 딸기
주황색 감, 오렌지
노란색 바나나, 레몬
보라색 포도, 복분자
초록색 아보카도, 멜론
황토색 배, 키위

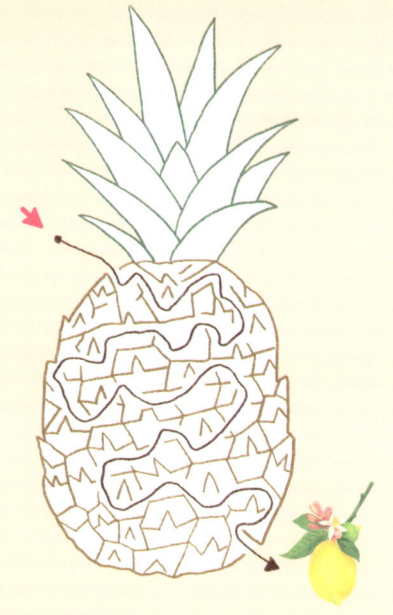

레몬, 바나나, 블루베리, 오렌지, 포도, 체리, 참외, 수박

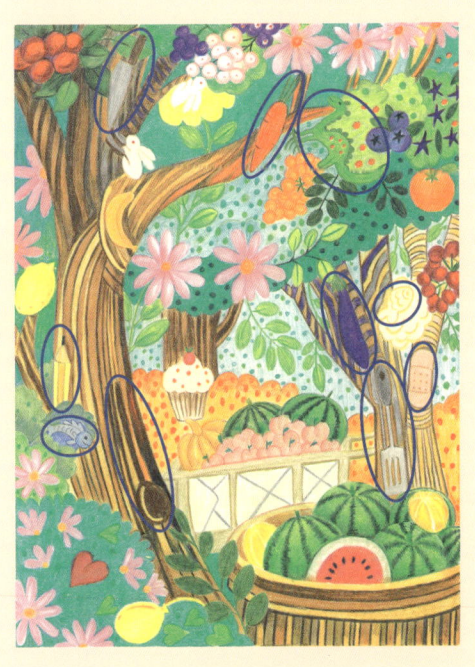

	❶모			❷파
❸사	과	❹오		인
			미	애
	❺복	분	자	플
	숭		❻포	
❼아	보	카	도	

87

부모님을 위한 취미 교실 - 시니어 컬러링북
색연필로 그리는 과일

1판 1쇄 발행 2023년 1월 10일
1판 2쇄 발행 2025년 4월 10일
—
지은이 윤경미
—
펴낸이 김은중
편집 허선영 디자인 김순수
펴낸곳 가위바위보
출판 등록 2020년 11월 17일 제 2020-000316호
주소 경기도 부천시 소향로 25, 511호 (우편번호 14544)
전화 070-4242-5011 팩스 02-6008-5011 전자우편 gbbbooks@naver.com
네이버블로그 gbbbooks 인스타그램 gbbbooks 페이스북 gbbbooks
—
ISBN 979-11-92156-17-0 13650

* 책값은 뒤표지에 있습니다.
* 이 책의 내용을 사용하려면 반드시 저작권자와 출판사의 동의를 얻어야 합니다.
* 잘못된 책은 구입처에서 바꿔 드립니다.

가위바위보 출판사는 나답게 만드는 책, 그리고 다함께 즐기는 책을 만듭니다.